ふりむけば40年

私の透析人生

杉田　収 著

吉古堂

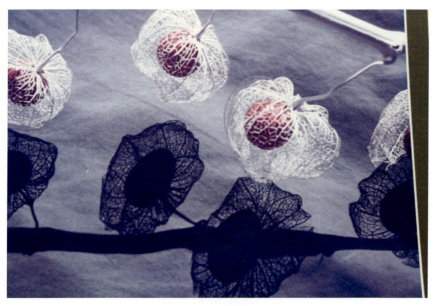

写真1：鬼灯

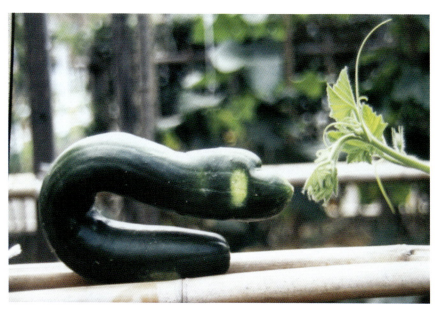

写真2：ハイ　コンニチハ

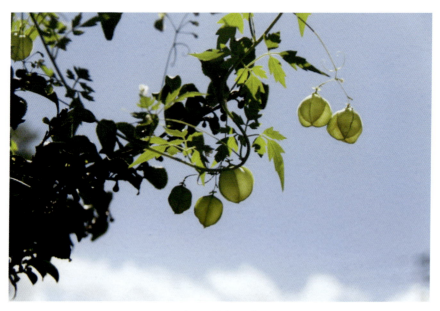

写真3：風船かずら

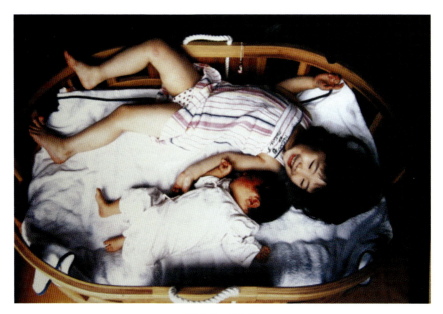

写真4：侵入者

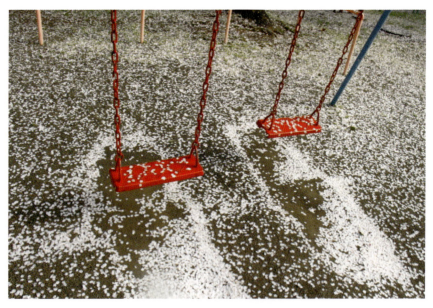

写真5：花びらの遊び

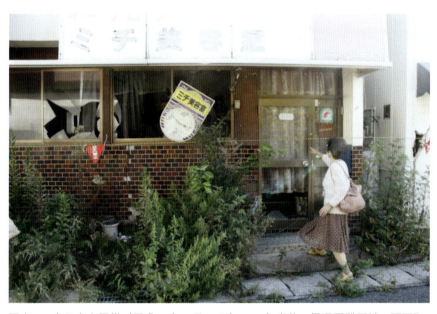

写真6：東日本大震災（平成23年3月11日）の3年半後。帰還困難区域の冨岡町。時計が地震発生時刻14時46分で止まったまま（平成26年9月14日撮影）

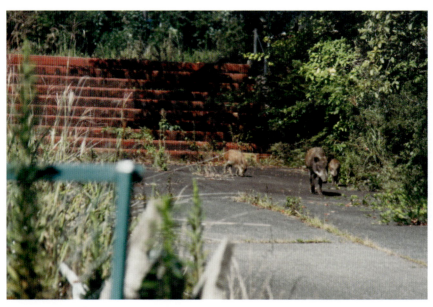

写真7：東日本大震災（平成23年3月11日）の3年半後。帰還困難区域の楢葉町へ向かう車窓から撮ったイノブタの親子（平成26年9月14日撮影）

はじめに

　血液透析の宣告を受けたのは私が31歳の暮れで、翌年の春から透析が始まった。生まれたばかりの次女と３歳の長男、６歳の長女を抱え、私達夫婦は茫然とした。当時の透析患者の生存状況からして、この先10年を生きるのが悲願であった。それから40年。幸運なことに65歳の定年まで働き、さらに４年間働くことができて、今は71歳である。風邪をひいて普通の食事が摂れなくなり、桃のカンヅメを食べていたら、今度はカリウムが上がって、しびれが広がり、急遽医師の指示で臨時透析に入り命拾いをしたこともあった。振り返れば、生と死が紙一重の状況が何度かあったが、何とかここまで生きてこられた。血液透析の40年を生きられた要因は何であったのだろうか。

　まだパソコンが打てる体力のある間に、これまでの透析生活を思い出し、活字にしておけば何かのお役に立つのではないかと考えた。本書の構成は、ほぼ私が生きた年代順に書かれているが、興味のある話題から読んで頂きたい。透析の話はどうしても重くなるので、肩のこらない猫やネズミ、カラス、趣味の話題を載せ、またイラスト・写真を多く挿入した。手に取って眺めて頂けたら幸いである。

平成27年（2015年）11月

杉田　収

目　　次

はじめに

第1章　血液透析の宣告 ……………………………………………… *13*
　1.1　生い立ち ……………………………………………………… *13*
　1.2　病気の始まり ………………………………………………… *17*
　1.3　血液透析の宣告 ……………………………………………… *20*
　1.4　不思議な体験 ………………………………………………… *22*
　　　　迷い猫「ミー子」と黒猫「龍之介」 ……………………… *25*

第2章　道楽研究 ……………………………………………………… *28*
　2.1　臨床化学との出会い ………………………………………… *28*
　2.2　血清クレアチニンの新しい測定法 ………………………… *31*
　2.3　ワインの抗酸化能 …………………………………………… *34*
　2.4　長寿を支えるお茶 …………………………………………… *37*
　　　　ネズミの「チュー太郎」 …………………………………… *40*

第3章　血液透析患者の運動と食 ………………………………… *43*
　3.1　血液透析患者の血清クレアチニン ………………………… *43*
　3.2　血液透析患者としての私の運動 …………………………… *46*
　3.3　血液透析患者の食 …………………………………………… *49*
　3.4　血清カリウム ………………………………………………… *52*
　　　　カラスの「カー吉」と「カー子」 ………………………… *55*

第4章　自己コントロールのために ……………………………… *57*
　4.1　血液透析患者の体重収支 …………………………………… *57*
　4.2　血液透析患者の水分摂取量 ………………………………… *61*

4.3	ドライウェイト	66
4.4	体をつくる必須元素	69
	趣味の写真	73

第5章　私の体験　76

5.1	血液透析患者の日常生活	76
5.2	腎移植	79
5.3	穿刺	81
5.4	白内障の手術	84
5.5	英国での血液透析	86
5.6	母の血液透析	89

第6章　あれから40年　92

6.1	患者は医療者とどう付き合うか	92
6.2	妻靖子	95
6.3	血液透析の初期時代	100
6.4	ふりむけば40年	106

おわりに　110
著者履歴　111

第1章　血液透析の宣告

1.1　生い立ち

　第二次世界大戦敗戦前年の昭和19年（1944年）新潟県東頸城郡浦川原村（現上越市浦川原区）の山間農村で、私は５人兄弟の末っ子の３男坊として生まれた。戦後は日本中が飢えた時代であった。田舎の農村では食べる米だけはあったが、やはり腹の空いた思い出はいくつか覚えている。遊び回って疲れ果て、夕食を食べずに寝込んでしまい、朝方に空腹で目が覚めても、米飯が炊き上がるまでは何も食べるものがなかったのである。米飯が炊き上がる頃には空腹で力が抜け、グッタリであった。村でコッペパンが買えるようになると、そのコッペパン１個が時には昼食になった。バターやジャムが塗られたコッペパンではなく、１個のコッペパンそのものだけである。それでもコッペパンはご馳走であった。

　記憶に残る昭和20年代後半から30年代の村には、小正月の鳥追いと「さいの神（どんど焼き）」、夏の村相撲、盆踊り、墓参り、地域村民全員の運動会、自慢の農作物を出品する文化祭、小学校での学芸会など季節毎の行事があった。小学６年生の村相撲では５人勝ち抜きで優勝賞品を獲得した思い出がある。小学校と中学校が同じ校舎の時代で、中学校は村の分校であった。多くの先輩中学生は中学を卒業すると就職のために、主に首都圏へ旅立ったのである。雪の消え残る春先に開催された学芸会では、中学３年生が決まって「故郷を離るる歌」を唄った。３年生全員が体育館の壇に上がり、聴衆の村の人々と後輩の小・中学生に対して、この歌で別れを告げるのが恒例であった。歌詞の最後は「さらば故郷、さらば故郷、故郷さらば」であった。

　農業で生計を立てていた家が圧倒的に多いなかで、学校の先生方の生活は別格であった。校庭でテニスをする姿や暮らし振りは子ども心に憧れた。農

業以外の職業で生計を立てていた家もあったが、その家の大人も子どもも農繁期には親戚の農業を手伝っていたので、教員以外は皆同じ生活に見えていた。農業は雪解けとともに田起こしが始まり、田植え、田の草取りと続いた。平らな土地の耕作田もあったが、山あいに多くの棚田があったので、夏になると土手刈り（棚田周辺の雑草刈り）があり、その刈り取った草を乾燥させ、集める仕事があった。畑作物の草取りもあった。秋の初めから稲刈りになり、刈り取った稲は稲架木に掛けて乾燥させ、取り込んで脱穀するが、稲は人の力で肩に担ぐか、荷縄と蓑で背負って運ぶ必要があった。山あいの棚田近くの稲架から乾燥させた稲を平場の自宅作業所まで運ぶためには牛が使われた。稲の脱穀・籾すりが終わると、冬に備えた大根や白菜・野沢菜の収穫作業があり、雪が降るまで仕事があった。さらに牛や鶏などの家畜の世話が１年中続いていた。雪の季節になると藁仕事（縄ないや米俵作りなど）に限定されるので、雪の降らない関東へ出稼ぎに行く人も多かった。

　我が家は冬に「楮の木の皮むき」という副業があった。和紙の原料である楮の木を買い集め、１メートル程に切り、２人掛かりで円筒形に縛り、大釜に入れ、滑車で吊上げた円筒形の蓋で覆って茹でるのである。茹で上がった楮の木の皮むきは５〜６人の手作業のため、近所からの手伝いが必要であった。むいた楮の皮はそのまま、或いは乾燥させて出荷された。次兄の正典が高校生で私が中学生の頃と思うが、２人で自転車にリヤカーをつないで、かなり遠くまで楮の木の買い集めに出かけた。２〜３メートルの楮の木が人の力で持てる程度に束ねられ、集められているので、楮の束毎の重量を計って代金を払いリヤカーに積み、我が家まで運んだ。自転車でリヤカーを引くので、自転車には次兄が乗りペダルをこいだ。後ろのリヤカーには私が乗り、上り坂になると次兄の「押せ」の掛け声で飛び降りてリヤカーを押し、下り坂になるとリヤカーに飛び乗るのである。

　当時の小・中学校には田植え休みと稲刈り休みがあって、農繁期には子ども達が農業を手伝った。１時間歩いて小・中学校に通うことや田畑仕事に通うことは特別なことではなかった。地元の高等学校へは自転車で通学した

が、冬に雪が降ると長靴をはき、片道1時間以上もの雪道を同級生3人と歩いて高校へ通った。

　高校2年生になる春の昭和36年（1961年）4月5日、大火事に遭遇した。家の周囲にはまだ雪があったが、強い西風に煽られ74棟が全焼した。火元から4軒風下の我が家も全焼であった。「火事だ〜」という声で目覚めた時は、すでに外には火の粉が舞っていた。長兄清司の「火の粉を消せ」との声が聞こえ、急いで水の入った手桶を担ぎ、火の粉が横に走るなか、茅葺屋根の上まで登った。西側の屋根斜面を見下ろすと、強風に乗った赤い火の粉が次々に屋根に突き刺さっていた。手桶の水を振りかけようと、思いきり下へ投げ撒いたが、水は見下ろす屋根斜面に届かず、自分のズボンと足元を濡らしただけだった。既に風下の隣家の窓から煙が噴き出ているのが見えた。家のなかは電灯が消えて真っ暗やみになり、さらに煙が充満するなか、長兄と2人がかりで牛小屋から怯える牛を引きずり出すのが精いっぱいだった。

　私の高校生活は火災によって大きく変わった。通常の農業の手伝いに加えて、自宅の再建が重なったのである。雪が降るまでに建てなければならない住宅建設が一斉に始まった。村にあった1ヶ所の製材所だけでは製材が間に合わず、焼けた我が家の庭での製材作業が発動機を使って行われた。そしてまず農作業棟が建てられ、ついで住宅が建てられた。住宅の柱の枠組みができて、窓や戸が取り付けられた頃は秋の台風シーズンであった。整地、製材、壁塗りなど、すべて手伝いではあったが、高校生は大事な人手であった。こうして充分な勉強ができる状況でもなく、また借金を抱えた親の様子からも大学への進学は諦めていたが、担任の今井　久先生に勧められた特別奨学生の試験は受けていた。その試験の合格が知らされたのは高校3年生の11月12日で、この日は私の誕生日でもあった。この日から大学受験のための猛勉強を始めた。それまでは初級公務員試験対策用の勉強であった。大学の入学試験は3月上旬にあり、一発勝負で運よく新潟大学の教育学部に合格した。

　大学に入学後はしばらく親からの学費送金なしで奨学金とアルバイトで凌いだ。大学には3棟の大きな学生寮があって安い費用で暮らせた。入寮時の

食費は1日3食で100円であった。寮は普通の教室を2つに区切ったような間取りで、1つの区切りに2人ずつ、合計4人が1つのまとまりで生活した。寮生活が始まったばかりの時期には「ストーム」という酔っ払い先輩達の襲撃があった。深夜寝込んでいる1年生の部屋に一升瓶を下げて、大声を張り上げ乱暴にドアーを蹴って入ってくるのである。寝ぼけて何が起こっているのか訳が分からないなか、酔っ払い先輩達はベッドの端に腰を下ろすと、たちまちに優しくなった。「勉強しろよ」とか「本を読め」とか、まともなことをいって、手持ちの一升瓶からの酒を湯のみ茶碗で飲ませ、次の1年生をたたき起こしに行くのであった。

　寮費は安かったが、親元を離れて、新しい学生生活を始めた頃は何かとお金が必要であった。生物学（分類学）や地学の野外実習経費などにもお金がかかった。当時の学生アルバイトはほとんど月3,000円前後の家庭教師であり、大概1人の小・中学生を担当した。しかし私は1年生の前期（大学1年間の前半）は3人の家庭教師を引き受けた。そうすると週に何日かは日に2ヶ所のアルバイト先へ出かけることになった。勉強は二の次であった。特別奨学生であったので、月8,000円の奨学金を受け取りに大学事務室に行くと、事務官が試験結果を見ながら、この成績では困る。しっかり勉学に励むようにとの「注意」を添えてお金を渡してくれた。こちらは「ごもっとも。ありがとうございます」であった。

　大学1年生前期は学費を稼がねばならない状況で大変だったが、その後の出費は減り、また家からの援助も得られるようになったので、家庭教師のアルバイトは1ヶ所で済むようになった。しかしよく遊び学生生活を楽しんだので、やはり勉強は二の次であったと思う。2年生になると立候補して学

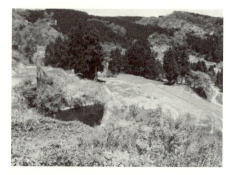

筆者が通った棚田と溜池
2007年まで稲作が行われた（2014年春撮影）

生自治会の執行委員になり、北信越教育系ゼミナール（北教ゼミ）に信州大や金沢大へ大勢で出かけた。また夏休みにはテントを担いで仲間と佐渡金北山とドンデン山歩き、火打山と妙高山の縦走、尾瀬の至仏山と燧ヶ岳登山、劔岳・立山縦走などを楽しんだ。さらに講義の合間を縫って自動車の運転免許を取得したので、大学の3年間は結構忙しかった。その後は次節に記載の通り、3年生から4年生に進級する春に腹痛に見舞われ、大学を1年半休学することになった。そしてその10年後に血液透析が始まったのである。

1.2　病気の始まり

大学3年生の後期の試験も終了した春休み（昭和41年3月）に風邪をひいた。市販の風邪薬を購入して飲んだが、すぐには治らなかった。そのうちに下腹が痛み、近くの内科医を受診した。そこで盲腸（虫垂炎）と診断された。紹介された外科医院にその日のうちに行き診察を受けた。内科医の診断は盲腸であり、こちらで手術を受けるようにとの経過を話したが、そこで尿検査が行われ血尿が認められたことから、尿路結石と診断された。

外科医からは「痛いけれど動いていれば結石は膀胱に落ちる」との説明があった。外科医院から痛み止めを貰って、下宿先へ帰ることになった。下宿の部屋は2階であったので、痛い腹を抱えて階段を上り自分の部屋で横になった。食欲はなかったがバナナであれば食べられる気がして、下宿先の小学生であった息子さんにバナナを買ってきてくれるよう頼み、そのバナナを食べて寝ていた。しかし今度は下痢が始まり、状況がさらに悪化した。見かねた下宿のおばさんが「杉田さん、おかしいから病院へ行きましょう」と言ってくれて、タクシーで新潟市内の総合病院へ向かうことになった。

総合病院ではすぐ放射線外来で腹部のX線撮影があった。撮影用ベッドの上で、腹部にベルトが巻かれ、ギリギリと締め付けられた。腹痛で背を丸めて耐えてきた腹をベルトで容赦なく締め上げられたので痛かった。「痛い、痛い」と訴えたが、担当のX線技師は「もう少し、もう少し」と言って締め

を強めた。私が「もう限界」と訴えたときに、ベルトが一気にバンと外された。その途端に何かが起こって動けなくなり、そのままベッドから降りることもできなくなった。

すぐに泌尿器科に入院となった。ちょうどその頃に泌尿器科の学会があって、主だった泌尿器科の医師は不在であった。入院にあたっての症状の説明やら面倒な手続きはほとんど覚えていないので、すべて下宿のおばさんがやってくれたのだと思う。バナナを食べたのが最後で食欲は全くなく、何日かは何も食べられなかった。まもなく新潟市から150kmほど離れた実家の母が病室にやってきた。病室の外の廊下で下宿のおばさんと母とが小声で何か話し込んでいたのを覚えているが、その聞き取れもしない話し声が猛烈なストレスであった。熱があって体が重く、身の置き場のない状態であったが、神経はピリピリしていたように思う。少し遅れて兄弟達が病室にやってきた。親はとにかく、忙しい兄弟達が集まるのはなぜか分からなかった。それまでは何も食べていなかったのだが、上の姉が何かの食べ物を箸で食べさせてくれた。私はただ口を開けて食べたので「食べさせてもらうのは楽チンなんだ」と感じたのは覚えている。あとで主治医からの弁で理解できたことであったが、私の死が近いので逢わせる者を手配するように言われたとのことであった。その時は自分が死に直面しているなどとは思ってもみなかった。しかし自分の体は尋常ではなく、ベッドからは降りられず、いつも夕方から体温が上がり、病室の暖房の暑さが辛かった。

そんな日が何日か続いた後に、止まっていた尿が出始めた。大量の尿が出て、付き添ってくれていた母と親戚のおばの2人は、ベッド上での「しびん」への排尿介助と、病室から少し離れた場所にあったトイレの棚に並べられた蓄尿瓶への蓄尿とが仕事になった。「今日はもう2リットルになった」などと話していた。その頃の尿は尿崩症状態で、尿量が1日に3リットルから4リットルであり、尿の色は薄く、水に近い尿であった。

尿が出始めてからしばらくすると力がついてきたので、主治医の回診時に2人の付き添いを帰してもよいか聞いてみた。その時に主治医は初めて今ま

での経過を話してくれた。曰く「きわめて重篤な状況であったが、何が功を奏して治ったかが分からないままである。従って再度同じことが起こった場合は助からないだろう」とのことであった。この主治医の言葉は、私が肉体的・精神的に治癒したと判断しての経過説明であったと思われる。しかし

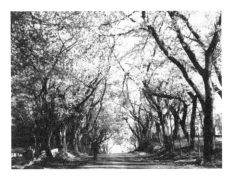

上越市松ケ峯の桜（2012年春撮影）

患者の私は主治医が期待していたほどの精神状態ではなかった。主治医の言葉がジンワリと体に浸み込むにつれて、21歳の私は身近な死の恐怖を初めて味わうこととなったのである。

　総合病院泌尿器科で一命を取り留めたあと、腎に異常があるとのことで新潟大学医学部附属病院（新大病院）第二内科にそのまま転院になった。

　新大病院への転院からまもなくして、1年前と同じ腹痛が再度起こった。今度はすぐに開腹手術が行われた。局所麻酔で盲腸のあたりを大きめに切り、腹部を調べるとのことであった。手術が始まり、腸がいじられている感触の後、足元の数人の執刀医からどよめきの声が上がった。珍しい物が見られたような会話があった。術後に見せてもらった物は、盲腸を取り巻く大きな膿の塊であった。この時の若い主治医が「この盲腸の膿が腎を悪化させたと思う」との感想を聞かせてくれた。

　開腹手術によって1年前の腹痛の原因が突き止められた。内科医による「盲腸」との診断は正しく、外科医の「尿路結石」との診断は誤診と思われた。しかしそうであれば、あの時の外科医院でなぜ血尿が出たのであろうか。今となっては想像だけではあるが、風邪が長い間治らずに市販の風邪薬を服用していたので、その薬の影響が腎にあったかも知れない。風邪薬を購入して服用したのはその時が初めてであった。また別の考えられる原因を思い出すと、大学3年生の終わり頃は、4年次からの卒業研究論文のテーマが決まり、

そのテーマについての勉強を始めた時期であった。さらに3月の春休み中は化学科の仲間と自主的にポーリングの一般化学（岩波書店）の輪読会をやっていた。春休み中に上下2巻を全部読み終える予定の猛勉強プランで、確か3月30日に予定どおり終わったのである。従ってこの忙しさで風邪気味を引き伸ばし、睡眠時間を削っていたことから、体調は確かに悪かったと考えられる。いずれにせよ外科医院での血尿の原因は定かではないが、そこでの「盲腸」の見落としは、私のその後の人生を大きく変えることになった。

1.3 血液透析の宣告

パジャマ姿で私は新潟大学医学部第二内科の医局で血液透析の宣告を受けた。昭和50年（1975年）暮れのことである。顔見知りのI講師と私は医局奥の窓際に立っていた。暖房用蒸気の熱が配管を順に暖め、膨張差できしむ甲高い金属音がカーン、カーンと医局に響いていた。医局は関係者がしきりに出入りし、ゆっくり腰を下ろして話ができる状況ではなかった。検査入院中の私に最終的な診断結果を伝えるためにI講師の話が始まった。血液透析は避けられず、これから引き続き入院して、その準備に入る旨を私に告げた。当時私は同じ医学部附属病院中央検査部の助手であり、3人目の子どもが妻のお腹にいるときであった。

血液透析の宣告を受け、一瞬体がふら付いた。予期していた宣告ではあったが、それが現実になった衝撃が体を走った。I講師は淡々と内シャント手術[1])のこと、食事指導のこと、そして血液透析は悪いことばかりではなく、オシッコをしないで済むメリットもあるようなことを言われた。

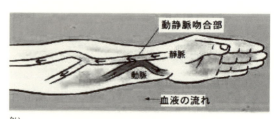

内シャント手術：静脈に多量の血液が流れるように、皮下の動脈と静脈をつなぐ手術[1])

学生時代の昭和41年に

入院したのも新大医学部附属病院第二内科であった。当時は細長い箱のようなキール型[2]での透析が始まり、何人かの腎患者仲間が透析治療を受けた。しかし透析治療が始まるとすぐに亡くなった。患者の間では血液透析の開始は「間もなくの死」を意味していた。昭和42年

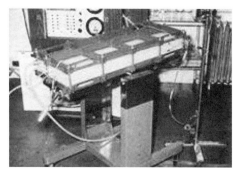

キール型ダイアライザー[2]

(1967年)のことである。腎患者の仲間に、東北出身の新大医学部の学生がいた。彼は先輩にあたる担当医に、自分は指示されたことは全部しっかり守っているのに、なぜ良くならないのか、強い口調で詰め寄る姿があった。そして彼も透析が始まると例外ではなく旅立った。

　昭和50年に透析宣告を受けることになった私の検査入院中は、妻は身重であったが、2人の子どもを連れて時々病室に見舞いに来ていた。2歳の長男が病室からの帰り際に「また来てね」と言って手を振り、病室の仲間を笑わせた。隣のベッドの患者は、戦後ソ連（現ロシア）に抑留されていて、その体験談を聞くことが多かった。敗戦を知った時の上官と自分達一兵卒との違い、酷寒の地での作業の様子、食料の調達法など、どの語りも興味深いものであった。

　I講師からの透析宣告があってからは、妻や子ども達のことで私の頭はいっぱいになった。頭に浮かぶ想いは、「第二内科で血液透析の治療が始まって10年が経過しているので、以前のように透析ですぐに亡くなることはないだろう。たぶん数年は生きられる。仮に最大限10年生きられたら、上の娘は16歳、長男は13歳、これから生まれる子は10歳になる。もし3年後であれば生まれる子は3歳…。父親の顔も覚えていないだろう…育てられない」。

　これらの想いが繰り返し頭を駆け巡った。眠れぬ夜が続いた。3日目の夜になると、同室の仲間が寝静まると涙が溢れ、嗚咽が漏れそうになった。こ

らえながら病室を出て誰もいない薄暗い病棟の廊下を歩いた。透析宣告から1週間ほどが経って、義父が見舞いに来てくれた。妻に透析宣告は伝えてあったので、それを聴いての見舞いと思われた。義父は南方で敗戦を迎え、腹部と手に銃弾を受けながらも生き帰った衛生兵であった。私のベッドの脇に義父が腰を下ろすと、隣のベッドの患者が「杉田さんは夜中に泣いていましたよ」と語り始めたのである。隣のベッドで気付いていながら私には一言もなく、心中を察してくれていたことに言葉がなかった。

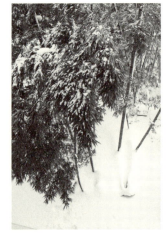

冬の竹林（2010年撮影）

資料
1）シャントとは
http://www.hakuihp.jp/shinryo/shant.php
2）写真で見る今昔－TOK2.com
http://www50.tok2.com/home/genkiyoho/hd2.htm

1.4 不思議な体験

　大学3年生から4年生になる春のことである。腹痛で新潟市の総合病院に入院していた時に不思議な体験をした。主治医には「逢わせる者を手配するように」と引導を渡されたが、訳の分からないまま、とにかく元気にはなった。そして「きわめて重篤な状況であったが、何が功を奏して治ったかが分からないままである。再度同じことが起こった場合は助からないだろう」と主治医に言われた。これを言われてからである。言われた直後は、半分は他人事のような感覚で聞いていたように思うのだが、時間の経過とともに身体の方が反応した。

大変な寝汗が始まった。寝汗で布団が濡れて困り、布団を抱えて総合病院の屋上に上り、天日に干していた。身体の方は布団を担いで階段を上れる程度に回復したが、精神的には「次は助からない」との言葉を受け止めきれないでいた。死が怖いと思い続けた。遠い存在であった死が、突然目の前に突きつけられた感じであった。今死んだら自分が生きた証は何もないと思った。

死の恐怖が頭を駆け巡り寝汗をかき続けた。「自分は死んでいたかも知れない」「今度腹痛が起きたら」と考えるたびに全身から汗が噴き出したのである。その恐怖は誰にも話せなかった。大学の同級生が見舞いに来てくれた時にも、寝汗で湿った布団干しを手伝ってもらい、屋上で何やら話をしたものの、死の恐怖は話せなかった。

主治医の言葉があってから、寝ても覚めても死のことばかり考えていた。その流れのなかで、死とはどういうことなのか考えていた。意識がなくなるのはちょうど眠りにつくような感じではないか。体は焼かれるので骨と灰が残り、あとの諸元素は高く空中に舞い上がるだろう。風に乗ってどこまでも拡散する。炭素は熱帯雨林の高い木の葉っぱになったり、硫黄は北欧のカエルになったり…。あの世とやらはあるのだろうか。あれば現世よりあの世の方が広く、亡くなった人にも逢えるはずだ。死んだ祖父や祖母にも逢える…。

あの世を信じている訳ではないのに、あの世を思い浮かべたそのとたんに、心がスーと軽くなったことを覚えている。これは何であったのか、不思議な体験であった。

それから40年以上の月日が流れてから、生命科学者の柳澤桂子の著書『癒されて生きる』に出合った[1]。きっかけは彼女の著書『生きて死ぬ智慧』を手にしてからである[2]。彼女は原因の分からない病気で30年に近い間、肉体的にも精神的にも苦しんだ。休職期間が切れて、職場を解雇される通知を受け取った晩に神秘体験をしたと記している。その夜は眠れないまま般若心経について書かれた本を読み、明け方になって激しいめまいに襲われ、その後「何か大きな暖かいものにすっぽりと包まれている感じ」がしたと言う。そ

れ以来苦しみから解放され、自分の進むべき道が見えてきたとしている。

　柳澤の苦悩は長く、当時の私の体験とは比べ物にならないが、突然の「救われた感覚」には似たところを感じた。あの時の不安・恐怖からの抜け出しは何であったのか。

　私の死の恐怖は、信じてもいないあの世を想像しただけで救われたのであるが、柳澤の場合は、次元の違った深い悩みと、高いレベルの救いが必要であったのであろう。ブッダを始め様々な宗教の始祖は深い苦悩を突き抜けた人間と考えられている。突き抜けた人間のみに感じられる感覚は言葉に表し難いものとも言われ、柳澤も似た感覚であったと書いている。

　私達人間を含む動物は、肉体的な耐えがたい痛みに遭遇すると、脳にモルヒネ様の鎮痛物質が合成されると言われる。モルヒネのヒトへの作用は、痛み・不安・緊張を和らげるが、それと同じ作用を持つ物質が私達の脳で必要に応じて合成されると言う。その物質はエンケファリンとエンドルフィンと呼ばれる。エンケファリンは5個のアミノ酸が決まった配列で結合した蛋白質の断片（ペプチド）であり、エンドルフィンのアミノ酸配列も分かっている。エンドルフィンは脳以外の胎盤にも存在が確認されていて、出産の痛みのピーク時には高濃度に上昇し、痛みを自分の体が和らげていると考えられている。私達は肉体的な耐えがたい痛みに対する防御システムを、自分自身の体のなかに持っているのである[3]。

　それでは耐えがたい精神的な苦悩や心の痛みに対する防御システムは、私達の体のなかに用意されているのであろうか。私達はまだそれを知らない。

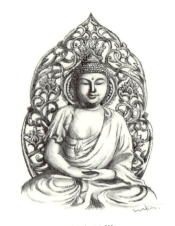

ほとけ様

資料

1）柳澤桂子. 『癒されて生きる　女性生命科学者の心の旅路』東京：岩波書店；2004.

2）柳澤桂子，堀　文子.『生きて死ぬ智慧』東京：小学館；2004.

3）杉田　収　編集.『化学　基礎からQOLを高める化学まで』エンケファリンとエンドルフィン. 東京：ヌーヴェルヒロカワ；2004. p.128.

迷い猫「ミー子」と黒猫「龍之介」

　迷い猫が団地に現れた。寒くなりかけた初冬の頃である。毛並みの良いシャム猫だった。我が家の子ども達と団地の子ども達は大騒ぎであった。明らかに野良猫ではないので、飼い主が現れて、すぐに連れ帰るだろうと、御近所は誰も迷い猫を家には入れなかった。しかし猫は何日も団地内をウロウロしていた。その日は特に寒かった。我が家の玄関先にうずくまる迷い猫と、決して猫好きとは言えない妻との目が合って事態は変わった。妻が見かねて「入る？」と言って玄関を開けると、サッサと猫は家に入り、そのまま2階へ駆け上がったという。妻は猫の名前をタマとかミケとか適当に呼んでみたが、ミー子と呼んだ時に振り返り反応したので、以来迷い猫は「ミー子」と呼ばれた。

　ミー子を近くの交番へ連れて行き、迷い猫の登録をした。シャム猫の捜索願いは出ていなかったので、飼い主が現れるまでしばらく預かることになった。ついでに犬猫医院に連れて行き健康診断をお願いした。そこでミー子はメス猫で妊娠中であることを知らされた。市の担当課や知人のネットワークでシャム猫を探している人はいないか尋ねたが、飼い主は現れなかった。

　そのうちミー子は出産した。子猫は御隣や親戚、犬猫医院へともらわれたが、真っ黒な子猫が残り、「龍之介」と名付けられて、そのまま我が家で暮らすことになった。

　当時の我が家は猫好きの3人の子どもがいる5人家族であったが、ミー子の御主人様は妻であった。寝るのは決まって妻の布団であり、夜に妻とミー子が寝るときと、朝方にミー子が妻を起こすときは決まった両者の作法が

あった。妻が寝ると、ミー子は盛り上がった掛け布団の頂上を、妻の足の方から頭の方へ歩き、必ず一声鳴くのである。それを合図に妻は目をつむったまま、片方の布団の端を上げ、ミー子を布団に入れ、1匹と1人は1組の布団で並んで眠りにつくのである。寝入ると両者は「押し合い、へし合い」になり、気づくとミー子が布団の真んなか、妻は端で窮屈そうに寝ていることが度々であった。朝方にミー子が妻を起こすときは、妻の枕元でやはり一声鳴いて前足の冷たい肉球で妻の寝顔をソーと撫でて起こすのである。この妻とミー子との関係は、ミー子が亡くなるまでの9年間続いた。

龍之介は青い目とスリムな体つきは母親のミー子ゆずりであったが、毛の色はシャム猫とは大違いで、全身真っ黒であった。そのために近所の子ども達は龍之介を見かけると「黒猫○○○の宅急便」とはやしたてた。

正月になると首輪に荷札の年賀状を付けて御近所に挨拶回りをした。荷札の年賀状には「明けましておめでとうございます。今年もよろしくお願いいたします。何かそうがありましたら主人の杉田真紀に御連絡下さい。杉田龍之介TEL 000-0000」真紀とは長女の名前であった。荷札を付けて、町内を徘徊する黒猫の姿は滑稽であった。

龍之介が生まれてからは、2匹の猫と3人の子ども達とで、にぎやかな生活であった。ミー子が亡くなってから、私の仕事の都合で、それまでの新潟市から上越市への引っ越しがあった。龍之介は自家用車のなかが大の苦手で、移動中は肉球に大汗をかきながら鳴き続けた。

1時間半ほどの移動時間で上越市の借家につき、荷物を運びこんでやれやれとひと段落したときに、龍之介はそこを飛び出したのである。その夜は帰らず、次の夜も帰らなかった。私達は近くを探し回った。塩ビ管が積んであった空地では、龍之介の名前を呼んで1本ずつ塩ビ管を覗き込んだ。探す範囲を広げて何日も探したが、龍之介は見つけられなかった。もしかしたら新潟へ戻ったのかも知れないとも考えた。

こうして、もう龍之介はこの家には戻らないと諦めかけた夜のこと、私達の枕元近くの外で龍之介の鳴き声が聞こえた。私達は飛び起き、部屋の電気

をつけ、戸を開けると、懐かしい龍之介が飛び込んできたのである。

　それから上越での新しい生活が始まったが、テリトリーを持たない龍之介には苦難の始まりであった。地元の猫に追われ続けた。玄関脇の高窓の隙間を微妙に調整して、スリムな龍之介は通れるけれど、追っかけてくる肥満猫は通れないようにした。これで何とか龍之介は少しだけ外に出かけられるようになったが、私が仕事から帰り庭に出ると、決まって龍之介も一緒に庭に出た。妻が庭に出るときも同じように一緒だったとのことだから、自由で気ままなこれまでの生活とは変わって、龍之介にとっては厳しい環境であったろうと思われた。

　上越での生活は龍之介にとって大変なストレスであった。それは龍之介の頭に円形脱毛症が現れたことからも容易に想像された。そんな生活が1年以上続き、気がついた時には龍之介は痩せていた。上越に引っ越してから1年9ヶ月後の暮れ、龍之介と一緒に新潟へ一時帰宅した時には衰弱しきっていた。年も15歳であった。ヨロヨロと歩くようになっていた。自宅に着くとすぐにテリトリーの見回りに出かけたが、すぐに戻ってきた。母親のミー子を思い出して、私達は龍之介の最後が近いことを感じた。私が龍之介を両手ですくい上げると、龍之介はジーと私を見つめ、大きく一声鳴いた。「何とかしてよ」という声に聞こえた。そのまま龍之介は両手の上でリズミカルな呼吸をしていたが、しばらくすると突然大きく深い呼吸をした。その1回の深い呼吸を最後に、両手の上で龍之介の呼吸は止まった。

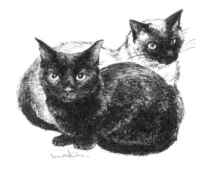

シャム猫「ミー子」とその子どもの「龍之介」

第2章　道楽研究

　元虎ノ門病院臨床化学部部長の故 北村元仕先生がよく口にされていた言葉が「道楽研究」であった。先生からは「日常の仕事をより良くしようとする努力から、たくさんの問題が見つかるはずです。それが見つかったら徹底的に追及しなさい。そこに本当の学問があるのです」という内容の言葉を頂いた。仕事にはたくさんの問題があって、そこに真の学問研究がある。しかし自分の第一の仕事は何か、それを常に忘れずに研究を楽しみ、励みなさい。そんな意味をもった「道楽研究」であった。

　私の「研究」は教えられたように、見た目は「道楽」のようであっても、実際はそれとは程遠い「必死研究」であった。

2.1　臨床化学との出会い

　腹痛で新潟市の総合病院に入院した。担当医に「君は命拾いをした」と言われてからまもなく、新潟大学医学部附属病院第二内科へ腎臓の検査のために転院した。総合病院と、新大附属病院では、入院中に何回か背中から太く長い針を刺して腎組織を採取するバイオプシー検査（生体組織診断）を受けた。他に尿濃縮試験、膀胱鏡を使った左右の腎機能試験など、ほぼすべての様々な腎の検査が繰り返し行われた。毎日の尿はすべて尿瓶に入れ、尿量や尿蛋白などが測定されていた。尿意を感じてトイレに行くと、少し大きめの尿コップに尿をとり、それを自分の名前の書いてある尿瓶に入れる。放尿時の快感を味わえない状況が1年半近く続いた。膀胱鏡を用いた検査の後は、尿道が傷つくようで、検査後の排尿時に強い痛みがあった。同じような腎患者仲間がいつも5〜6人いたが、膀胱鏡検査後の排尿痛は共通体験であった。その痛い検査が2度目、3度目となると、痛みの体験学習が進み、その

検査後の排尿は恐怖となった。

　当時の入院患者の夕食時間は早く、夕方5時には食べ終わって、翌日の検査のために以後禁食になり、朝食抜きでの検査待ちの体験が何度かあった。昼近くまで待たされると空腹で目まいを感じた。また放射線科の検査が終わり、廊下でストレッチャーの上に横になったまま病室に戻してもらえず、自分の存在を忘れられたと思うような体験もあった。患者は英語で表記するとpatientというが、その形容詞は「我慢づよい」「耐える」の意味がある。まさにそのとおりであった。

　新大附属病院を9月に退院し、大学の後期から復学することになった。復学してすぐに理学部の菅野浩教授の生体物理化学（生化学）の講義を受けることができた。昭和42年（1967年）秋のことである。その生化学の講義は、生命の不思議を見事に解き明かす内容で、生体高分子の生合成についてであった。様々な機能を持つ蛋白質がDNAの設計図どおりに合成されるメカニズムは感動であった。そして入院中に薬剤としてアデノシン3リン酸（ATP）の投与を受けたが、このATPが生体反応の多くをまかなうエネルギーであることも知ったのである。

　大学4年生の卒業論文をまとめ終わってから大学院入試のための勉強を開始した。生化学を始め、有機化学・無機化学などの他に、英語とドイツ語の試験があった。数ヶ月ではあったが猛勉強であった。にわか勉強で成績はそんなに良かったとは思えないが、菅野教授の大学院（生化学）に入学を許可され大学院生になった。

　大学院では充実した2年間を過ごした。研究室は医学部の敷地内にあった。与えられた研究テーマは、新しい電気泳動技術でミジンコのヘモグロビンの分子量を決めることであった。当時は新潟大学の統合整備が進行中で、それに関係した大学紛争が起こっていた。菅野先生は評議員の役を担っておられ多忙であった。先生からの研究指導は、大概夜の11時頃であった。そのあと先生から指摘された追加実験や使用器具の洗い物をして、夜中の2時頃にアパートに帰った。朝の10時頃に研究室に戻り、続きの実験を始めた。寝

るためにだけアパートに帰ったが、帰らずにそのまま実験を続ける院生もいた。同期の仲間は3人であった。研究室の院生は少人数ではあったが、医学部の医師がいつも何人か研究実験で出入りしていた。そんな研究室は1日中誰かがいて、明かりが消えることがなかったので、大学では「不夜城研究室」と呼ばれていた。

　菅野先生は虎ノ門病院の臨床化学部部長の北村元仕先生とは、東京大学の同級生で、お互い懇意でおられた。それ故、菅野先生は臨床化学のことは良くご存じであった。また私が病気入院で留年したことも承知の上で、これからの臨床化学は面白いのでその方面の職を勧められた。そこで新潟市内の聖園病院の検査科に就職した。聖園病院で立川実内科医から脂質検査の指導を受け、さらに検査のことは何も知らなかったので、検査技師さんから1人ずつ臨床検査の仕事を教えてもらった。少し検査が分かったところで虎ノ門病院での研修に行かせて貰った。そこで北村先生を始め、諸先輩から本格的な臨床化学の基礎と技術を学んだ。臨床検査の厳しさも教えられたことが有益であった。研修内容は6分野あり、分野ごとに半分は学びと研究・技術の習得で、残り半分は実際の患者検体の検査を担当した。検査担当に当たっては、北村先生の前で、指導者とともに必要な知識と技術の評価を受け、合格することが前提であった。地下鉄千代田線で西日暮里から通ったが、帰りの電車は疲れてクタクタであった。この時の研修が、聖園病院に帰ってからの検査の精度管理に大いに役立てられた。またこの研修と大学院での研究作法が、その後19年間勤めた新大医学部附属病院中央検査部の屋形稔教授と岡田正彦教授のもとでの、助手・講師の仕事（臨床化学）の基盤になった。

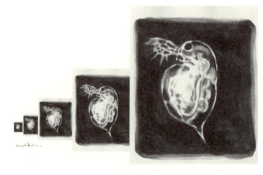

ミジンコ

2.2　血清クレアチニンの新しい測定法

　臨床化学検査の「血清クレアチニン」は腎機能を推定する重要な検査項目
で、血液透析患者の血液からも月に一度は測定されている。長い間、血清や
尿中のクレアチニンを測定する方法は1886年に開発されたヤッフェ法と呼ば
れるものであった。この測定法は我が国を始め、世界中でクレアチニンの定
量法として広く採用されていた。ヤッフェ法は開発者の名前からのもので、
報告者はJaffé Maxである。彼の論文が掲載されたのはドイツ語の雑誌であ
る「Zeitschrift für Physiologische Chemie」であった。

　この論文が掲載されていた雑誌は新潟大学医学部の図書館に保管されてい
た。書庫にまとめられていたが、どれも茶色に色づき、見るからに古いもの
であった。100年前に書かれた古い論文が、簡単に手に取ってみられるのは、
さすがに新大医学部と感じ入った。私が図書館書庫でJaffé Maxの論文を手
にした時は1986年で、ヤッフェ法が世に出てから100年目の年であり、そし
て私が透析を受け始めてちょうど10年目の年であった。

　ヤッフェ法は安価な試薬を使用し、かつ操作法が簡単なこともあり、長い
間広く血清クレアチニンの測定法として採用されてきた。私達の新潟大学医
学部附属病院中央検査部も同じようにヤッフェ法を採用していた。しかし
ヤッフェ法にはクレアチニンだけを測定している訳ではないという問題が
あった。他にアセトン体、ブドウ糖、果糖、アスコルビン酸などが類似の反
応を生じることが分かっていた。そのため、日本の研究者が「酵素的測定法」
で正確な血清クレアチニンの測定法の開発を試みていた。しかしうまくいか
なかったとの情報が流れていた。この状況を変えるきっかけはＳ氏であった。

　Ｓ氏は私が卒業した大学学部の先輩で、さらに同じ大学院の先輩でもあっ
た。彼は有名な製薬メーカーに勤めていた。そのＳ氏が新大医学部の検査部
まで来て、「なんで俺の会社のものを使わないんだ」と単刀直入に切り込ん
できたのである。お互いに気心が分かっている間柄で先輩の素直な言葉で
あった。確かに先輩の会社では臨床検査試薬（キット）を多種類販売してい

たが、私達の検査部ではＳ氏の会社の試薬は１つも採用していなかった。当時はドイツを始め、世界中から優れた試薬が売り込まれていて、日本のものでも新潟大学の検査部に採用されるのは容易ではなかった。ここの検査部で採用する検査試薬はしっかり比較検討をするので、先輩に頼まれて採用できるようなことはないこと。しかし他の会社にない良いものがあれば必ず採用されるはず、と言う趣旨を伝えると、「良いものとは何だ」と聞かれ「例えば血清クレアチニンの測定試薬でしょう」と答えた。先輩とのこの会話の後、すぐにその会社の若い優秀な研究者が新大検査部に送り込まれてきた。「血清クレアチニン測定法の開発」とは言ったものの、私に特に考えがあった訳ではなく、うまくいかないと言われた血清クレアチニンの酵素法をまずは自分達も確認してみることにした。しかしこれが運よく成功した。成功した原因を考えてみると、当時は酵素を分離精製する技術が日進月歩で、使用したクレアチニナーゼやクレアチナーゼの酵素の品質が数年の間に急速に良くなったことが考えられた。その意味では血清クレアチニンの酵素法を検討した時期がたまたま良かったことによる成功であった。

　原理的にクレアチニンだけを測定できることが確認されても、実際の病院検査部（室）で使用できるまでには、さらに様々な検討が必要であった。検査部に血清クレアチニン測定を依頼される患者血液は様々である。ビリルビンが高い血液、脂質が高い血液、血糖の高い血液など様々であっても、血液中のクレアチニンだけをしっかり測定する必要があるのである。通常の分析化学であれば、共存する夾雑物質を様々な手段を用いて時間をかけ、とり除いてクレアチニンだけの溶液にしてから、クレアチニンを測定する。しかし私達の臨床化学では共存する夾雑物質を取り除くための時間が取れない。これは患者からの血清や尿を試料にした臨床検査では、いくら正確な分析値であっても、患者が亡くなってからの報告では何の意味もないからである。さらに血液を遠心分離器で遠心した上澄液を血清試料にするのであるから、患者からの採血で得られる血液の量には限りがある。開発された私達の血清クレアチニンの酵素的測定法は血清20μl（0.020ml）の微量血清量で測定された。臨床化学検査は可能な限

り早く、そして微量の血液で正確で精密な検査結果が求められているのである。

血清クレアチニンの酵素を用いた測定法の開発には、数年の時間を要した。しかし開発中の情報はすべて公開で、毎年夏の臨床化学セミナー

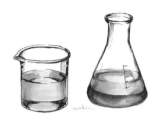

ビーカーと三角フラスコ

や秋の臨床化学会・臨床病理学会に途中経過を報告し続けた。従って日本中の臨床検査関係者は、新潟大学の検査部で血清クレアチニンの酵素的測定法が開発されていることは周知であった。その頃は私が血液透析患者であることも、臨床検査関係者には周知なことであった。透析患者とその検査部の仲間が世界で最初のクレアチニンの酵素的測定法を開発している様子をどのように周囲は感じていたものか分からないが、私は充実していた時期ではあった。

血清クレアチニンの酵素法は英文国際誌に掲載された[1]。研究者は下記資料の3名の他にSato T, Okada M, Takeuchi K. の合計6名であったが、その他大勢の生化学検査室メンバーの協力のお陰であった。

従来のヤッフェ法による血清クレアチニンの基準値（正常値）は

　男性　0.8 – 1.3（1.0）mg/dl

　女性　0.6 – 1.0（0.8）mg/dlであった。

私達が開発した酵素法による血清クレアチニンの基準値は

　男性　0.6 – 1.1（0.8）mg/dl

　女性　0.5 – 0.8（0.6）mg/dlになった。

開発された血清クレアチニン酵素法は、しっかりクレアチニンだけを測定するので、従来のヤッフェ法より少し低い基準値になった。

資料

1）Sugita O, Uchiyama K, Yamada T, et al.「Reference values of serum and urine creatinine, and of creatinine clearance by a new enzymatic method」Annals of Clinical Biochemistry 1992; 29: 523-8.

2.3 ワインの抗酸化能

　肉をたくさん食べる国の人々は心臓の病気で亡くなる人が多いが、フランス人は肉を多く食べている割に、心臓病で亡くなる人は少なかった。その原因がいろいろ考えられたが、フランス人はワインを多く飲むことから、ワインが心臓病を予防しているのではないかと考えられるようになった。そしてワインに含まれるポリフェノールの一種であるレスベラトロールが心臓病を予防しているとの報告が「ランセット」という権威ある国際科学雑誌に掲載され、さらに赤ワインが持つ心臓病を予防する抗酸化能は白ワインの10倍であるとの報告などが続いたことから、日本で赤ワインブームが起こった[1]。

　その当時私達はヒトの血液の抗酸化能を測定し、さらにお茶やワインの抗酸化能も測定していた。私達が開発した測定法では赤ワインと白ワインの抗酸化能では、確かに赤ワインの抗酸化能は高いが平均的には白ワインの2倍程度であり、10倍という外国論文との違いが気にかかっていた。

　ここで抗酸化能について説明せねばならない。私達ヒトは空気中の酸素が必要な生き物である。身近な植物や動物、昆虫も同じで酸素が必要である。しかしその酸素には「活性酸素」といわれる毒の酸素が含まれている。活性酸素とは余計なエネルギーを持った酸素である。余計なエネルギーを持った活性酸素が周囲の様々な分子に衝突・接触すると、その余計なエネルギーは相手に渡され、自身は普通の酸素に戻る。一方余計なエネルギーを受け取った分子はそれまでとは違った状況になって、今度はその分子が変化して性質が変わる。遺伝子（DNA）であれば、切断や変性が生じ、体には不都合なことになる。このため「活性酸素」は毒の酸素といわれる。空気中の酸素には活性酸素が常に3％ほど含まれている。酸素があれば体のなかであっても、その一部が自然に活性酸素になるといわれ、酸素のあるところには必ず活性酸素が存在する。これらの活性酸素が生体分子を変化させ続けるので、活性酸素こそが、ほとんどの病気の原因といわれ、様々な癌、腎臓・肝臓・心臓、また肺や眼などの病気、さらに老化の原因と考えられている。そして

この活性酸素の毒を消す能力が抗酸化能である。

　赤ワインブームの後も私達は抗酸化能の研究を続けていたが、日本では健康志向が高まり、無添加ワインが市販されるようになった。無添加ワインとは、通常のワインに加えられる酸化防止剤（亜硫酸塩）が加えられていないワインである。そこで地元で造られている無添加ワインを始め、ほかのメーカの赤白無添加ワインそれぞれ6本の12本について、私達の方法で抗酸化能を測定した。その結果は無添加赤ワインの抗酸化能は平均約600μmol/l、白ワインは平均110μmol/lであった。この結果には驚いた。まず赤白ワインのいずれも低い抗酸化能であったことである。通常の酸化防止剤添加の赤ワインの平均抗酸化能は約2,000μmol/lであったから、無添加赤ワインの抗酸化能は添加ワインの3分の1以下であった。また無添加白ワインの抗酸化能の低さがさらに驚きであった。無添加赤ワインの平均抗酸化能が約600μmol/lであったので、白ワインは300μmol/l程度と予想されたが、実際はその3分の1の平均110μmol/lであった[2]。

　無添加ワインの抗酸化能が低いという疑問は直ぐに解決した。ワインに添加される酸化防止剤自身が抗酸化能を持っていたのであった。従って私達の方法では添加された酸化防止剤の抗酸化能と、ワインが持つ、いわば真の抗酸化能とを合わせて測定していたのであった。そうするとワインが持つ本来の抗酸化能はどうなのかということになる。

　無添加ワインの抗酸化能は純粋にワインそのものの抗酸化能であって、酸化防止剤由来の抗酸化能を含まないということを確かめねばならなかった。そのためには無添加ワインには表示どおり酸化防止剤が添加されていないことを確かめる必要があった。それを確認した結果は12本、どれにも酸化防止剤は添加されていないことが確かめられた。

　そして次に酸化防止剤由来の抗酸化能はどの程度かを調べる必要があった。酸化防止剤として添加されている亜硫酸塩の様々な濃度に対応する抗酸化能から、通常の酸化防

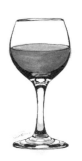

ワイン

止剤が添加されている赤白ワインの本来の真の抗酸化能が測定できるように
なった。この検討過程で、白ワインには赤ワインより、多くの酸化防止剤が
添加されていることが明らかになった。

　こうして本来ワインが持っている真の抗酸化能について、抗酸化能の高い
順から並べると、最も高いのは酸化防止剤が添加された通常赤ワインの
1,900μmlで、添加されていた亜硫酸塩の量は少なかった。次が酸化防止剤無
添加の赤ワイン600μmol/l、続いて酸化防止剤添加の白ワイン180μmol/l、
最後にもっとも低いのが酸化防止剤無添加の白ワイン110μmol/lの順になっ
た。日本茶である焙じ茶の抗酸化能は平均400μmol/lであったから、酸化防
止剤が添加された通常の赤ワインは、焙じ茶の5倍近く高い抗酸化能を持っ
ていた。

　さて話をワインに戻すが、赤ワインの抗酸化能は白ワインより明らかに高
かった。抗酸化能の測定法が私達の方法とは異なる外国論文での「赤ワイン
は白ワインの10倍の抗酸化能を持つ」という報告に私達の結果が一致したの
であった。

　ワインの実験は、ほんの少しのワインがあれば充分で、ほとんどが残るの
である。残ったワインはまず自分で味見をした。この味見は一口であって、
それ以上飲んでほろ酔い気分で次に続く実験をやると必ず失敗した。味見の
あとの残りワインは、大学の同僚に配られ、時には警備のおじさんにも飲ん
でもらった。こうして残りワインは結局誰かが飲むので、ワインの購入費用
は公的な研究費ではなく、常に個人のポケットマネーであった。酒屋さんと
も顔なじみになり、長く続いたワイン研究に「まだ続けるの」とあきれられ
た。

　多数のワインの栓が開けられた時には、たまたま近くにいた学生にも声を
かけ、ワインを味見する会を開いた。看護大は女子学生が多いが、赤ワイン
と白ワインを飲み比べてもらうと、多くの女子学生は白ワインがおいしいと
いった。抗酸化能は低いのだが、白ワインの甘さと、フルーティな味が若い
女性に好まれるようであった。

資料
1）Frankel EN, Kanner J, Derman JB, et al.「Inhibition of oxidation of human low-density lipoprotein by phenolic substances in red wine」Lancet 1993; 341: 454-7.
2）杉田 収，中野正春，松戸隆之，その他．「クメンヒドロペルオキシド/ヘモグロビン・メチレンブルー法におけるお茶とワインの抗酸化反応とその抗酸化能」臨床病理 2009；57：631-7.

2.4　長寿を支えるお茶

　私のように尿の止まった透析患者は、目の前に出されたお茶を飲むのはちょっと考えてからである。無尿の透析患者はお茶を始め、飲んだ水分は排泄されないので、そのまま体重増加になる。私は月曜日・水曜日・金曜日の夜間透析を受けているので、透析間隔が長い土曜日・日曜日・月曜日の水分摂取は心せねばならない。土曜日からは、朝食での飲み物は120mlの紅茶かコーヒー1杯であり、昼食は煎茶か焙じ茶、夕食は決まって焙じ茶のそれぞれ120ml程である。味噌汁は原則飲まない。昼間に汗をかくと、その分の水分を適当に摂るが、大概かいた汗の量以上に飲む。一方腎臓に問題がない妻は午前10時と午後3時のお茶は欠かさない。私が居合わせた火曜日から金曜日のお茶の時間は、2人で2個の夫婦茶碗にお茶を入れるが、小さい方が私である。土曜日から月曜日は私の茶碗は省略され、妻用茶碗の1個になる。妻がお茶を入れ、まず私に「どうぞ」と差し出してくれる。私は味見の一口のあと妻に返すのである。

　このように書くと厳格に水分コントロールをやっていることになるが、そうでもない。飲み会が好きで、職場の飲み会、地域の新年会、友達との会、妻と2人で近くの料理屋での夕食時など「飲む」機会はある。しかしいつでもという訳でもなく、飲めるのは決まって透析のない夜になる。生ビールのことが多い。普通は中ジョッキ1杯であるが、調子に乗って2杯の

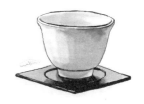

煎茶

ともある。日本酒やワインも飲むが、あとで喉が渇いて必ず水を飲むことになる。

　飲むときは、事前に可能な限り他の水分は控えて、体重増加の帳尻を合わせるように努める。だが合わせ切れないことが多い。多量に飲み食いした後は1回の透析で全部の水分を引き切るのは難しい。数百mlから500ml程度は残る。そうなると次の透析までの水分摂取制限が必要で、2回目の透析で体に余分な水分のないドライウェイトに戻すことにしている。

　さてお茶の話に戻ろう。日本人はお茶を良く飲むので、お茶の効用と考えられる「お茶の抗酸化能」を測定することにした。測定用のお茶は地元上越市のお茶屋さんに相談しようと出掛け、茶店で運よく社長さんに逢うことができた。社長さんから見本のお茶を入れる小さな、平たいフタつきのカンに、13種類のお茶を分けてもらい、さらに焙じ茶、煎茶、抹茶の、それぞれの商品名と売値を書いてもらった。お茶は100g300円の焙じ茶から、3,000円以上の抹茶まであった。

　私達が開発した抗酸化能測定法によってお茶の抗酸化能を測定した[1]。この測定法は新潟大学医学部附属病院検査部・検査診断学教室に在籍していた時代から、新潟県立看護短期大学・看護大学の時代までの長い間に、大勢の仲間との共同研究で開発された方法である。抗酸化能が低下すると様々な癌や腎臓、肝臓、また心臓や目などの病気にかかりやすくなり、体の老化も進むと言われている。従って体の抗酸化能を維持するために必要な食べ物・飲み物を知ることは大事なことと考えられた。

　さて問題のお茶の抗酸化能は3種類の焙じ茶の平均が400（μmol/1）/（2g/100ml）であった。ここに見慣れない単位が出てきたので、少し説明しなければならない。単位の分母は茶葉2gを100mlの熱湯で1分間放置した結果であることを示している。分子は生体中の脂質の酸化物に相当するクメンヒドロペルオキシドをどれだけ還元する能力があったかを示している。言葉を換えれば、心筋梗塞や脳梗塞を防ぐ力の程度を茶葉2g当たりで見たのである。もちろん大きな数値の方がその能力が高いことを示している。こ

れ以降の記述には単位を省略する。

煎茶8種類の抗酸化能平均は550で焙じ茶より高く、2種類の抹茶の平均は950で、さらに煎茶より高かった。抹茶の抗酸化能がもっとも高く、焙じ茶の2倍以上であった。

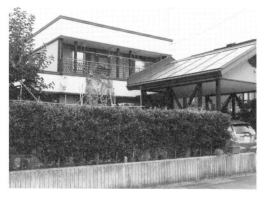

自宅垣根のお茶の木（2014年夏）

お茶13種類の抗酸化能のデータを眺めてみると、面白いことに気づいた。3種類の焙じ茶で、もっとも安い300円／100gのものは、もっとも低い抗酸化能であり、順次、値段に応じ抗酸化能は高くなっていた。8種類の煎茶も1種類を除き、値段の順に抗酸化能は高くなっていた。例外の1種類の商品名は「わらかけ玉しぶき」で、お茶の木に「わら」を掛けるという特別に人の手をかけたものであり、価格の割に抗酸化能は高くなかった[2]。

茶葉が持つ抗酸化能は、茶カテキンなどのポリフェノールに由来し、そのポリフェノールの役割は茶葉が受ける太陽からの紫外線によって発生する活性酸素の消去であると考えられている。「わらかけ玉しぶき」が人手で紫外線を減らす作業が行われた結果、それだけポリフェノールが減少し、ポリフェノールを抗酸化能として測定している私達の測定法では低く測定されたという予想通りの結果であった。

お茶屋さんは、お茶の抗酸化能を測った訳でもないのに、抗酸化能の高さに応じた値段を付けていたことは驚きであった。お茶を測った方法でワインも測ってみた。赤ワイン7本の平均抗酸化能は約2,000で、焙じ茶の約5倍であった。ワインとお茶の飲む量を比べてみると、お茶はワインの何倍も多く飲む。お茶の抗酸化能はワインより低いとは言え、お茶をたくさん飲むことで、ワインと同じか、或いはそれ以上の効果を、日本人はお茶から獲得し

ていると思われた。

資料

1) Sugita O, Ishizawa N, Matsuto T, et al.「A new method of measuring the antioxidant activity of polyphenols using cumene hydroperoxide」Ann Clin Biochem 2004; 41: 72-7.
2) 杉田　収，中野正春，松戸隆之，その他.「クメンヒドロペルオキシド/ヘモグロビン・メチレンブルー法におけるお茶とワインの抗酸化反応とその抗酸化能」臨床病理 2009；57：631-7.

ネズミの「チュー太郎」

　平成20年（2008年）の初冬のこと、建築9年目の我が家の機械室に異様な臭いが漂い始めた。臭いが気になっていた時に、機械室を横切る小さな影を見た。ネズミのようであった。ネズミであればこの異様な匂いの原因はネズミの糞尿であろうと思われた。じきに妻も目撃したことでネズミの存在は確定的になった。機械室には灯油ボイラーがあり適当に暖かい。その上、冬野菜の食料が保存されているので、ネズミには快適な住環境である。しかしこのまま放置すれば、我々の居住区域の居間や寝室の天井にまで入り込み、ネズミ算で子孫を増やされてしまう、と考え捕獲作戦を立てた。

　ネズミ捕り用網籠とネズミ捕り用毒餌を購入した。2つの方法のどちらかで捕獲できると考えた。ネズミの食料になるものを別部屋に移し、ネズミ捕獲作戦にワクワクしながらチーズの餌を付けた網籠をネズミの通りそうな所に置き、毒餌は手袋をしてネズミが顔を出しそうな場所の数ヶ所に置いた。

　しかし少しばかり心配もあった。網籠での捕獲は問題ないが、毒餌の方は毒が効いて目の届かないところで死なれると困るのである。ところが翌日そんな心配は見事に外れた。網籠と毒餌は昨日のままであった。しばらく何日間は様子を見たが何の変化もなく、ネズミの捕獲は簡単ではないことを思い知った。

　困ったときには物知りに聞いてみることとばかり、大学の同僚である生物

学が専門のS教授に教えを乞うことにした。S教授曰く、それならネズミペッタンが良いだろうと勧めてくれた。そのペッタンとは強力な粘着物質の塗られた厚紙である。教えられたように、それをネズミの動き回りそうなところに何枚も置いた。しかしこの方法でも捕まえることはできなかった。ネズミのDNAには網籠のなかの餌は旨そうでも危険であること、毒餌の匂い、ペッタンの危険性はしっかり刻み込まれているようであった。

　たたみ6畳ほどの機械室に居ることが分かっているネズミを捕まえられないのである。打つ手がなくなり、ネズミの智慧に脱帽であった。その賢さに驚かされ、それ以後敬意を表してネズミの「チュー太郎」と呼ぶことにした。

　ほとんどお手上げの状態で、なす術がなく、チュー太郎との共生が続いた。しばらくするとチュー太郎はシャコバサボテンの鉢の土が大好きであることが分かった。サボテンの根が好きなのかも知れなかった。いずれにせよ夜になるとサボテンの鉢の土をかき出し、朝には鉢の周り一面に土の塊を散らかしていた。

　サボテンの鉢に毎晩入るのであれば、その周りにペッタンを置けば捕獲できるのではないかと考えた。そこで畑の新しい赤土をサボテンの鉢に追加し、そのうえでサボテン鉢の周りのコンクリートの床にペッタンをしっかりと敷きつめた。チュー太郎が大好きな鉢に入るにはペッタンを踏まなければならないはずであった。

　翌朝、敷きつめたペッタンの一枚がなく、ペッタンの上に鉢の土が散らかっていた。また近くのゴミの入った袋も移動していることに気づいた。ゴミ袋は移動式のワゴンの下に押し込まれたようになっていた。何でゴミ袋がとんでもないところにあるのかと思いながら、それを引きだすと、そこにペッタンが付着していて、その端にはチュー太郎が尻尾と後ろ脚を付けていたのである。私の姿にチュー太郎はキーキー鳴きながら威嚇した。ペッタンとゴミ袋を付けたまま私に飛びかかってくるような勢いであった。別のペッタンをチュー太郎にかぶせ逃げられないようにして、私は大声で妻を呼んだ。

　ペッタンを踏まなければ鉢に行けないはずであったにもかかわらず、

チュー太郎は明らかに鉢に到達し、鉢の土を周囲に飛散させていた。一体どうしたことか。チュー太郎はペッタンを敷き詰めた床から鉢に到達したのではなく、想定外の遠くの床からの大きなジャンプで鉢に飛び移ったか、或いは移動式ワゴンの高いところから鉢に向かって、やはり大きなジャンプで飛び移ったと考えられた。

　ペッタンに尻尾と後ろ脚を付けていた状況は何を物語っているのであろうか。チュー太郎には、私が考えたルートは想定内であった。ペッタンは危険なモノだから、それに触れずに大好きなシャコバサボテンの鉢に飛び移るのは面倒なことではなかったのである。鉢に入ると自然に笑みがこぼれ、優越感に浸ったことと想像される。新しい土の匂いと感触は心地良かったに違いない。充分に楽しみ、そろそろ巣に戻ろうと、いつものように鉢からコンクリートの床へピョンと飛び降りようとしたのである。鉢から後ろ足が離れた瞬間、鉢の周りのペッタンが目に入った。「しまった」とばかり空中で体を精いっぱい前に伸ばし、遠くまで飛ぼうとしたが、尻尾と後ろ脚はペッタンの上に落ちてしまった。精いっぱい伸ばした前足はコンクリートの床の上であった。その自由な前足で前進し、何とかペッタンを剥ぎ取ろうと動き回った。ゴミ袋の下にもぐった時にはペッタンがゴミ袋に付着し、そのままゴミ袋とペッタンを引きずることになった。引きずったまま移動式ワゴンの下の隙間をくぐろうとした時に、ゴミ袋は大きかったのでワゴンの下に引っかかってしまった。この状態で私に見つかったのである。

　チュー太郎は快楽に浸っても我を忘れてはならないという教訓を我々に残した。

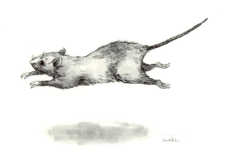

「チュー太郎」の大ジャンプ

第3章 血液透析患者の運動と食

3.1 血液透析患者の血清クレアチニン

血液透析患者には血清クレアチニンは馴染みの検査項目である。血清クレアチニンが基準上限値を超え4mg/dl前後になれば血液透析の話が出されたはずである。最近は8mg/dlが透析導入の目安とされている[1]。クレアチニンは腎糸球体と腎尿細管を通過して尿中に排泄される。しかし腎機能が低下すると、その低下の度合いに応じて、クレアチニンは尿中に排泄されにくくなり、血液中に留まることになる。そのために血液検査で血清クレアチニン値が高値であれば、腎機能が低下していると判定される。

新潟市の信楽園病院で血液透析に入ってから、しばらくして主治医の高橋幸雄先生が「血清クレアチニン値の高い透析患者が元気で長生きしているようだ」と話されたのである。透析に入る前の血清クレアチニン値は低い方が良いが、ひとたび透析に入ると逆に血清クレアチニン値は高い方が良いという矛盾したような話が気になっていた。その後何年かして私の生化学の知識が少し増えてくると、この矛盾したような話の意味が分かってきたのである。

血清クレアチニン値について明らかな点は、第1にその女性上限値は0.8mg/dlで、男性のそれは1.1mg/dlであり、性差があるのである。女性に比べて男性が高い原因は女性と男性の筋肉量の違いに由来するといわれる。

明らかな点の第2は、少し遠回りの説明になるが、血清クレアチニンは私達が筋肉（骨格筋）を動かし急激な運動をする時に使われるエネルギーに関係しているということである。

私達が運動する時に必要なエネルギーはATP（アデノシン3リン酸）から得ている。ATPが持つエネルギーは3個の繋がったリン酸に蓄えられている。そのリン酸が1個外れるとエネルギーを放出してADP（アデノシン

２リン酸）に変化する。ATPが持つエネルギーは他に私達が呼吸をしたり、体温を保ったりという生命維持活動全般に使われるので、ATPは人間社会の電力に相当する化学物質といわれている。

　次に筋肉を動かすエネルギーに関係した化学物質はクレアチンリン酸（ホスホクレアチンともいう）である。

　クレアチンリン酸とクレアチニンとの関係、さらにクレアチンリン酸からATPが産生される関係は以下の反応式で示される。

$$\text{クレアチンリン酸} \ + \ \text{ADP} \ \underset{}{\overset{\text{CK}}{\rightleftharpoons}} \ \text{クレアチン} \ + \ \text{ATP}$$
$$\downarrow$$
$$\text{クレアチニン}$$

（このクレアチニンを血清クレアチニンとして測定している）

　主に骨格筋に存在するクレアチンリン酸は、持っているリン酸をADPに移し、自身はクレアチンになり、ADPはATPになる。このATPが骨格筋を動かすエネルギーを供給することになる。CK（クレアチンキナーゼ）も骨格筋に存在していて、この反応を触媒する酵素である。クレアチンとクレアチニンは一部に同じ化学構造を持つが別の化学物質である。クレアチンリン酸からATP産生の反応は激しい骨格筋運動の約８秒間に起こると考えられている[2]。たとえば突然何かに襲われたような場合、瞬間的に逃げなければならないが、このような場面でエネルギーを供給するのである。さらに逃げ続けることになると、次のエネルギー供給は筋肉に蓄えられたグリコーゲンからで、順次さらに別のシステムが連続的に働き、ATPが供給され、逃げ続けられるようにできている。

　生体は骨格筋運動の初期に必要なエネルギーをクレアチンリン酸として筋肉に蓄えているのである。運動が終わって筋肉を休めれば、使われたATPは食事からの糖質、蛋白質、脂質をもとにした供給システムで補われ、そのATPのリン酸をクレアチンに移すことによって、クレアチンリン酸が再生され、次の急激な運動に備えているのである。

次はクレアチニンの説明である。前述の反応式で下向きの矢印で示されている反応は、クレアチニンはクレアチンリン酸から自然に（酵素と無関係に）産生されることを示している。酵素と無関係なクレアチニンの産生は、人間社会で言えば、バッテリーに蓄えた電力エネルギーが自然に少しずつ失われていく状況に似ているといわれる。クレアチンリン酸がバッテリーに例えられ、バッテリーの電力エネルギーが自然に少しずつ失われていくように、クレアチンリン酸が持つエネルギーが自然に少しずつ失われて、クレアチニンになるのである。

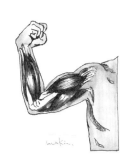

筋肉

主に骨格筋に存在するクレアチンリン酸の量は、筋肉量にほぼ比例し、筋肉量が多ければクレアチンリン酸が多い。クレアチンリン酸が多ければクレアチニンが多く産生される関係である。このことは冒頭に記述した血清クレアチニン値で、筋肉量の多い男性の方が女性より血清クレアチニン値が高いという性差に合致している。

腎機能が廃絶した透析40年の私の場合の血清クレアチニン値は12mg/dl前後で、健常者（男性上限基準値1.1mg/dl）に比べるとケタ違いに高い。この高い血清クレアチニン値の意味するところが、筋肉量と運動量として新たに理解されるようになったと思われる。

透析患者の血清クレアチニン値が適度に高ければ、それだけ筋肉量が多いことを示し、そのことは適度な運動ができていると考えられるのである。

このように考えると冒頭の高橋幸雄先生の「血清クレアチニン値の高い透析患者が元気で長生きしているようだ」と話された意味が理解できるように思う。

資料

1) 秋澤忠男．『腎臓病と最新透析療法－より快適な透析ライフを送るために』東京：ゆまに書房；2008．p.61．
2) シルビア S. メイダー著．坂井建雄，岡田隆夫監訳．『ヒューマンバイオロジー　人体と生命』東京：医学書院；2005．p.236．

3.2 血液透析患者としての私の運動

透析患者で血清クレアチニン値が高い場合は、その患者には一定量の筋肉があることを意味しており、その筋肉を維持するために適当な運動をしている患者と考えられることを前節で述べた。ならば「長生きのために運動しましょう」となるが、そう簡単ではない。透析患者は私も含めて大方は貧血である。エリスロポエチン（腎造血ホルモン）が薬剤開発される前の私のヘマトクリット値は14％程であった。男性のその基準値は39.6～50.8（45.6）％、女性は32.8～44.7（39.1）％であるから、その貧血では運動どころか、よく働けたものと思う。今でも貧血である。また透析患者の心臓は弱っている場合が多い。私のように尿を作れない透析患者の心臓には常に負荷がかかっている。水膨れした心臓を透析での除水で小さくし、翌日から徐々にまた水膨れになり、透析除水して…を週3回繰り返し続けているのである。さらに透析中の心臓は軽いジョギングをしている程度の負荷といわれている。従って透析患者の運動はこのような貧血と心臓負荷を承知のうえで考えねばならない。

運動と言う視点から私のこれまでを振り返ってみたい。私の血液透析は31歳から始まった。49歳までの透析の18年間は新潟大学医学部附属病院中央検査部が職場であった。火・木・土曜日の夜間透析を受けるために、透析日は7時間程の勤務にさせてもらった。一方透析のない日は10時間程の勤務であった。教官であったことから勤務時間には強い縛りはなく、さらに上司の先生方や検査技師の仲間が、私の透析の都合に合わせて会議などを考慮してくれた。有り難かった。土曜日は半日勤務の時代であったが、半日で帰ることはなく、日曜日も午前中は出勤することが多かった。子ども達3人の、それぞれの幼稚園・小・中学校時代の「父親…会」や運動会のような行事は常に欠席であった。当時は運動どころではなく透析を受けることと、しっかり仕事をすることだけで精いっぱいであった。

血液透析19年目の1994年に、上越市に開学した新潟県立看護短期大学へ転

職した。短期大学は後に大学になった。大学敷地に隣接して透析施設の県立中央病院が建設されたので、最短距離通院になり、通常の勤務が終わってから夜間透析に入ることができた。転職後しばらくして濾過透析が受けられるようになって、体が明らかに楽になった。学生達との様々な野外活動も一緒に楽しむことができた。この時期は透析患者であることを、ほとんど意識せずに仕事ができたように思う。「運動」体験は60歳から始めた週1度の太極拳であった。大学の多目的室で教えてくれたのは事務局長さん。生徒は私を含む教員の7～8人であった。透析人生で準備体操から始まる運動体験は、それが最初で最後であった。

　看護大学の定年は65歳で、その年は透析35年目であった。退職後も大学へ週に数日は特任教授で出勤した。特任教授の仕事は限られているので自由な時間が増えた。そこで家事手伝いを心がけ、また可能な限り自家用車は使わずに歩くことにした。朝の布団上げ、ごみ出しなどで約1,500歩を歩いた。出勤する日は大学までは片道で1,500歩、往復3,000歩。昼食を食べに自宅に帰り、午後も出勤すると合計で7,500歩を歩くことになった。夕方は食事のための箸を並べる、入浴・寝支度などで1日の合計は約8,000歩になった。この生活・歩数が私には適度な運動と感じられたので、これを目標運動量にした。

　上越市は毎年かなりの雪が降る。雪の専門家によれば、水分の多い雪が2m近く積もる上越市の高田は世界的にも珍しく、さらに上越市の直江津にはほとんど雪は降らないが、そこから妙高方面へ車で30分程走ると、積雪が見る間に増えて3～4mにもなる。こんな場所は地球上で上越地域だけだろうとのことであった。温暖化で高田の雪も減少傾向にあるが、それでも1m前後の雪が降る。スコップとダンプを用いた除雪作業は重労働である。高田に自宅を建てた透析24年目からは、玄関前の除雪と車庫回りの除雪が私達夫婦の冬の仕事になった。その後自宅前の公園に地域の防災小屋が設置された。雪が降りラッセル車が除雪すると、防災小屋の入り口が雪の山になり、出入りができなくなった。そこでその除雪をボランティアで勝手に行うこと

にした。自宅の除雪とボランティア除雪のどちらも、少し汗ばむ程度で止めることにしている。

　自宅を建てる際に退職後の趣味のために10坪に満たない畑を用意した。自宅建設を考えた55歳の時は、退職まで生きられる保証はなく、借金を

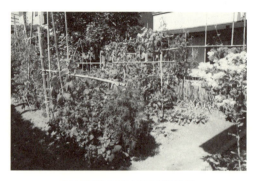

2014年度の我が家の畑風景

してまで家を建てるかどうか、妻とは毎晩議論になった。退職後の趣味の家庭菜園は夢物語であった。

　幸いなことに定年退職を迎えられ、小さな畑での野菜作りが大事な運動になった。鍬で畑を耕す作業やトマト・キュウリの棚作り、草取りや水やりが運動であった。8,000歩と組み合わせての運動である。トマトとキュウリは人の背丈以上にまで生長するのでカケヤ（大工道具の木製ハンマー）で何本もの杭を打ち込む必要があった。鍬やカケヤを両手でしっかり握り、力を込めるとバネ指で指が曲がったまま動かせなくなった。それをカックンと戻す時に指が痛んだ。どの作業も疲れたと感じたら終了である。もちろん雨の日はやらない。農薬は一切使用しないのでカラスや青虫に好まれる菜園になった。

　日常生活をすべて運動と考えてこれまで過ごしてきたように思う。洗濯物を干す時も、洗濯かごを両手で持って、2階のベランダまで、階段をホイホイと掛け声をかけて駆け上がるのである。妻が図書館へ行く、或いはスーパーへ買い物に行くと言えば、一緒に歩くことにしている。知り合いに出会うと「仲が良いですね〜」と冷やかされる。妻には「金魚のフン」と言われる。言われるまでもなく妻と一緒の歩きは気恥ずかしさがあるが、半年後・1年後には一緒に歩けなくなるという思いも常にあった。透析37年目に妻と一緒に歩いた妙高市主催の史跡めぐり歩きの17,000歩が最高の歩き記録である。

人が長生きするには適度な運動は欠かせない。しかし透析患者はそれが難しい。若い透析患者が働く場合は、体に負荷がかかり過ぎる場合が多い。それで大勢の若い透析仲間が先に逝った。一方働けない状況になると適度な軽い運動も無理になる。自分の日常生活の全てを「運動」と考え、細かく自己管理することが大事と思う。

3.3　血液透析患者の食

血液透析が始まる直前の検査入院は31歳の時であった。諸検査で私の体の状況が分かってくると、腎臓に負担をかけない入院食として、腎臓病食の提供を受けるようになった。その食事は極端に蛋白質と塩分が制限される一方で、カロリーは充分量を摂取する内容であった。蛋白量は1日に卵1個程度であり、逆に糖質と脂質が多かった。しかし塩分が制限されての糖質と脂質は食べにくい食事であった。低蛋白・低塩分・高カロリー食とはどんなものかが少し分かった段階で退院して、妻からそれと似たものを自宅で作ってもらった。蛋白と塩分を控えた高カロリー食は私達夫婦には作る方も食べる方も大変な苦労であった。

そんな低蛋白・低塩分・高カロリー食の日々は長くは続かず、新潟市内の信楽園病院で血液透析が始まった。昭和51年（1976年）3月23日である。透析が始まると低蛋白は解除されたが、塩分制限はそのままで、カリウムを上げないために生野菜と果物の制限が加わった。塩分制限が続いていたので食欲はなかった。そんなある日に信楽園病院で透析を受けていた知り合い患者に逢いに行った。その患者は10年前に新潟大学医学部附属病院の第二内科に同室入院していた腎臓病患者の仲間であった。ちょうど夕食の弁当を食べている時で、その弁当は米飯の真んなかに梅干しがしっかり入った日の丸弁当であった。私は梅干しとは縁のない食事を続けていたので驚愕であった。透析先輩の彼はこともなげに「梅干しを食っても大丈夫」のようなことを言った。この梅干し弁当との出会いがその後の、私の食事を大きく変えた。塩分

を摂ると喉が渇き水を飲むことになり、それだけ体重が増加する。一方梅干し付きの食事で栄養をしっかり摂ることは、体力保持からは大事である。要は塩分摂取による体重増加と食欲保持とのバランスであるということであった。

　血液透析が始まった頃の妻の食事作りは大変であった。3人の子どもを抱えながら、私の食事はカリウムを上げない食事で、低塩分高蛋白を常に考えねばならなかった。妻は食材にも注意を向け始め、安全な食を考えるようになった。食材生産者と消費者がともに協力して安全な食を流通させるグループに加入して、無農薬野菜や果物、無添加食材を使うようになった。これらの安全な食材は市販の通常食材に比べて価格が高い場合が多く、私の安月給では5人家族の家計のやりくりは容易ではなかった。

　透析患者は余分に摂取した水分、塩分、カリウムをオシッコの成分として体外に排出できない特徴がある。それ故にこれらの過剰摂取には常に注意が必要になる。しかしそれ以外の諸栄養素の適正量は摂取しなければならず、透析患者の食は難しい。

　血液透析が始まってから5年間は、昼食は職場で食べるために、朝作ってもらった弁当を持って出勤した。夕方透析に入る前に一度自宅に戻って夕食の弁当を妻から受け取り、すぐに透析に向かった。私の透析は左腕に2本のチューブが装着されるので、透析中は右の片手で夕食の弁当を食べた。

　その後、透析患者の食事費用が保険対象になり、透析食が透析施設から提供されるようになった。昭和56年（1981年）である。そのため妻は夕食弁当を作らなくてもよくなった。しかし透析施設から提供される食事は教科書通りの低塩分食であり、さらに決まったメニュー食が定期的に繰り返し提供された。これが私の体調の悪い時代と重なり提供される夕食はほとんど食べられなくなった。そのために夜間透析を終えて11時過ぎに自宅に帰ると夕食を食べ、風呂に入って眠るのは12時頃か、それを過ぎることが多かった。

　我が国がデフレ経済時代に入り、医療保険が見直され、平成14年（2002年）透析食費用は保険対象から除外された。しかし上越市の私が通院していた透

析施設は引き続き透析食を提供し、停止は平成19年（2007年）であった。それから再度弁当に戻った。透析施設（病院）と自宅が近かったこともあり、妻が弁当を病院に届けてくれるようになった。その時に弁当の重さも伝えてくれた。ご飯とおかずの重量は合

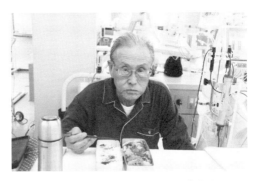

妻が7時頃に届けてくれる夕食弁当

わせて600gから630gの範囲である。私の方はそこに食事中に飲むお茶と、透析終了時に透析装置に残った血液を体に戻すために使われる生理食塩水（生食）の量を加えて、1,000g（1kg）の体重増加を見込んだ。従って透析に入る時の体重増加分に1kgを加えた重量がその日の除水量になった。

　医師であり化学者であったパラケルスス（1493年～1541年）は「すべての物質は毒であるが、その摂取量で、毒か毒でないかが決まる」と言っている。人間にとってデンプンなどの糖質は必須の栄養素であるが、この糖質とて、必要以上の摂取は毒になると言ったのである。飽食時代を生きる私達には、心せねばならない先人の言葉である。一方透析患者からこの言葉を考えてみると「すべての物質は毒であるが、それを排泄できる摂取量かどうかで、毒か毒でないかが決まる」となる。健常な人には何ら毒とならない水やカリウムなどの摂取量も、透析患者には毒になるのである。当然ながら食料ではない残留農薬や食品添加物は微量であっても、それを排泄できない透析患者には毒であろうと考えられる。

　野菜や果物に付着している残留農薬の種類と量は公的機関で認められている範囲である。食材に添加される化学物質も同様である。これらの残留農薬や食品添加物の許容量のほとんどは実験動物を用いて決められている。農薬を含む化学物質の毒性は実験動物の半数が死に至る化学物質の量であるLD_{50}（50%致死量）を指標にしている。残留農薬や食品添加物はLD_{50}をもとに、

さらに安全性を見込んだ上でそれぞれの許容量が決められている。この許容量は通常の肝機能・腎機能を持った大人の人間であれば、その毒性は無視できると言う意味でもある。では腎機能をほとんど失った透析患者にとってこの毒性は同様に無視できるものであるか。これを確かめた研究者はいないと思う。

[前頁の写真：お茶の役割] 円筒形のポット（320ml）にはお茶が入っていて、食後にその内の60ml〜90mlを飲む。ポットに残った200ml以上のお茶は、透析終了近くに起こりやすい下肢痙攣の備えである。足が攣りそうになったら残りのお茶を飲むことで下肢痙攣を免れている。しかしそのお茶の量では足りずに、痙攣の痛さに脂汗を流すこともある。

3.4　血清カリウム

　血液透析の導入に当たっては、生野菜・果物の摂り過ぎによる血清カリウム（K）を上げないように必ず注意されるはずである。病院から出される入院患者の透析食には果物や生野菜は原則付かない。私は出張で別施設での臨時透析に出かけるたびに、担当の高橋幸雄先生にくり返し注意された。血清Kの上昇で心臓停止（心停止）が起こることを心配されてのことである。元気な透析仲間の突然死はほとんどKによるものと思われる。テレビドラマや推理小説に塩化カリウム（KCl）を用いた殺人が何度かあった。安楽死に使われたこともあったと思う。いずれも高濃度のKCl溶液を血管に直接注入することによる心停止を狙ったものである。KClのKと生野菜・果物中のKは身体のなかでは同じ働きをする。

　臨床検査の血清K基準値（正常値）は男女共通で3.5〜5.0mEq/lである。単位はミリエキュバレント/リットルと読み、日本語ではミリ当量である。私達透析患者の血清K値が5.0mEq/l以上になると検査情報にはHがついて、6.0mEq/l以上になると、大概は透析医のチェックが入り「Kが高いので注意しなさい」と言われ、K吸着剤やK抑制薬が処方されるはずである。

血清K値が6.0mEq/lを越えて7.0mEq/lに近づくと口の周りがしびれて、呂律がまわらなくなる。私は何度も経験した。さらにKが上昇すると手足のしびれも起こる。透析仲間の話では、しびれてきたので急ぎ病院に来るように言われ、車で病院に着いたけれど車の座席から立ち上がれなかったとのこと。この状況の血清K値は7.0mEq/l付近か、それ以上のかなり危険な状態であったと思われる。

　一方透析患者が何を食べたかとは無関係に、血清K値が人為的に上昇することがある。血管を流れる血球中（主に赤血球）には高濃度のKが含まれている。そのためにわずかな刺激で赤血球が壊れると（溶血すると）血清K値が上昇する。血清の色が赤く観察された溶血血清では、明らかに血清K値は高くなり、その値は診断には使えないので、透析医は無視してくれる。しかしかすかな溶血が問題である。採血時に患者が軽くこぶしを握る、或いはグレンチング（手のひらをグーパーと開閉すること）で血清K値が0.6〜1.0mEq/l程上昇すると言われる[1]。実際の透析室での採血では、ホルダー採血で陰圧になっている試験管底に血液が直撃することや、採血後に試験管を転倒混和したり、振ることでの泡立ちを見かけることがある。このような場合は血清K値が人為的に上昇しているものと思われる。

　透析患者のK対策として、血清K値が上昇したようであれば飴玉のような糖質か、食事をとることを勧められたはずである。なぜ糖質の摂取で血清K値が低下するのであろうか。それは糖質（主にブドウ糖）を毛細血管中の血液に取り込むためには、血液中のKが細胞に取り込まれ、代わりに細胞中のナトリウム（Na）が血液中に出る仕組みになっているからである。飴玉やご飯などの糖質はブドウ糖にまで分解され、腸で小腸粘膜上皮細胞に吸収される。その時にNaと一緒に吸収される。腸でブドウ糖が吸収されるためには塩（NaCl）が必須なのである。塩おにぎりが美味しく感じられるのはそのためである。腸の小腸粘膜上皮細胞に取り込まれたブドウ糖とNaは、その後小腸粘膜上皮細胞に接する毛細血管の血液に放出される。その放出には毛細血管血液中のKが小腸粘膜上皮細胞に取り込まれなければならないので

ある。言わば毛細血管血液中のKと小腸粘膜上皮細胞中のNaが入れ換わることで、ブドウ糖が血液に取り込まれることになる。それにより血液中のKが減少すると説明されている。これらの仕組みは細胞膜に存在するNaポンプ、Kポンプと呼ばれるポンプの働

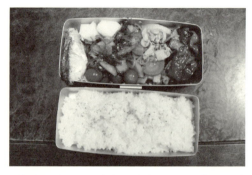

透析中に食べる夕食弁当（ご飯とおかずで630g）

きでNaとKの排出・取り込みが行われている。これらのポンプが働くためには糖質由来のエネルギーが必要である。このエネルギーの供給にも飴玉のような糖質が必要である。このように血清K値が上昇したら飴玉（糖質）が役立つ訳が説明されている[2]。

　人間が生きていくためにはKは必要なミネラル（無機質）で、欠乏すれば筋力の低下やけいれん・麻痺など様々な症状が現れると言われる。しかしほとんどの食べ物にKは含まれているので、不足することはほとんどないようである。逆にKを食事で多く摂取しすぎても健常な腎臓であれば、余分なKは尿中に排泄される。そのために健常腎であれば血清K値が5.0mEq/l以上になることはほとんどない。例外は前述のように、意図的に高濃度のKClが短時間に血管に直接注入された場合である。健常な腎臓であっても排泄しきれないK量であるから、その時の血清K値は、おそらく7.0mEq/lを大きく越えた数値であろうと想像される。

資料
1) 岡崎博幸，山崎雅昭，前田　亮.「生化学検査における溶血の影響　血清カリウムの測定値について」広島市医師会だより　2009.　516号付録.
2) 三浦一智，中　恵一．系統看護学講座　専門基礎分野『生化学　人体の構造と機能（2）』東京：医学書院；2010.　p.172-3.

カラスの「カー吉」と「カー子」

　看護大学の構内に2羽のカラスがいた。「カー吉」と「カー子」と名付けた。どちらも真っ黒でカー吉とカー子の区別はつかないが、2羽はつがいのようであった。カー吉とカー子は自転車置き場近くの大きなモミの木に巣を作った。カー吉夫婦の巣は他に道路の反対側のケヤキと、少し離れた大きなケヤキにもあった。その年は大きなケヤキで3羽の子育てに成功した。大学構内の芝生の上をノコノコ歩き、学生達が大勢いる環境には慣れている様子であった。2羽は一緒の時と、1羽の時があるが、食事と遊びの時は1羽であった。カー吉とカー子はクルミが大好きで、駐車場の上空からクルミを落とし、割っては食べた。そのため初冬になると駐車場には沢山のクルミの殻が散らばった。

　クルミは遊び道具にもなった。講義棟の大きな屋根の一番高いところにクルミを置くと、適当な傾斜でクルミは下の方へコロコロ転がった。転がって屋根先まで行くと、くちばしでヒョイとくわえ、また一番高いところに運び、コロコロと転がせた。それを何度繰り返しても、クルミを屋根から落とす失敗はしなかった。この遊びは2羽でやることはなく、必ず1羽での孤独な遊びであった。

　大学の私の研究室は3階で、廊下の突き当たりの窓からは関川の流れと大きな堤が見えて、眼下には大学厨房に食材を搬入するコンクリートの道路が見下ろされた。ある春の暖かい日差しが照っていたときに、眼下の道路に3羽の小鳥が現れた。独特の銀色の羽から、その鳥はセキレイ親子と思われた。1羽は親鳥、他の2羽は巣立ち直前の幼鳥のようであった。それは春を楽しむ小鳥親子の微笑ましい情景であった。

　その情景が一瞬のうちに変わり、親鳥と1羽の幼鳥が近くの草むらにパッと消え、残り1羽の幼鳥は道路上で身動きしない棒立ち状態になった。私は「あれ？」と思った瞬間、視野の右上から1羽のトビがセキレイの幼鳥めがけて急降下した。そして一瞬遅れて視野左上からカー吉とカー子がやはり幼

鳥目指して急降下したのである。1羽のトビと2羽のカラスがセキレイの幼鳥を焦点に一点でぶつかり、セキレイの銀色の羽がキラリと光ったように感じた。一瞬の爆発のような光景の後は動く物がなく、森閑と静まり返り、棒立ちの幼鳥の姿は消えていた。

　私にはカー吉とカー子が自分らの縄張りに住むセキレイの幼鳥を、トビの攻撃から守ったように思われたのである。眼下で起きた一瞬の光景を、同じ階の生物学が専門の同僚にやや興奮気味に話した。すると同僚曰く、「それはトビの獲物をカラスが横取りしようとしたのですよ」。疑いの余地を残さない確信を持った回答であった。

　カー吉とカー子はトビの獲物を横取りしようとしたのか。そうであればトビは一瞬早くにセキレイの幼鳥を捕獲したはずであり、そこにカー吉とカー子の体当たり的な攻撃があって幼鳥の奪い合いがあったことになる。もしそうであれば私が見た眼下の道路には幼鳥の羽の何枚かは落ちているのではないかと考え、幼鳥の居た道路と両側の草むらを丁寧に探してみた。しかし幼鳥の羽は1本も見つけられなかった。

　芝生の上をノコノコ歩いているカー吉に本当のところを聞いてみたい。

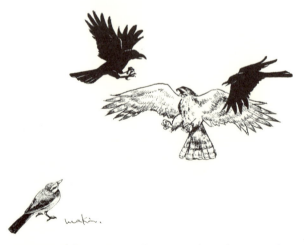

セキレイ幼鳥をめぐるトビとカラス（カー吉・カー子）

第4章　自己コントロールのために

4.1　血液透析患者の体重収支

　透析患者の体重増加は、血液透析が不十分で、体に余分な水分が残ったままによる増加と、通常の太りによる体重増加がある。また少しずつ痩せていることに気付かないで、決められたドライウェイトで透析を続けていると、体に残る水分が徐々に増えることになる。いずれにせよ体に水分を溜め続けていると、心胸比が増し、透析中の血圧低下などにより、正常な透析ができない原因となる。このように透析患者の体重管理は大事であり、そのうえ結構難しいのである。

　自分の体重は食事などでどの程度増え、そして透析や汗などでどの程度減るものか、体重収支とも言える体重増減の全てを測ってみることにした。食事の前と後、就寝前と起床後、トイレに入る前と後、風呂に入る前と後、労働の前と後…といった具合である。体重計は50ｇまで測定できる機種を使用した。春、夏、秋、冬の季節毎に、それぞれ5日から7日間、合計で24日間測定した。

　とにかく口から「もの」を入れたら体重増加であるから体重計に乗ることにした。測定結果は、1日に飲み食いして増える体重は平均約2,000gで、正確には1,967gであった。体重増加になる食事は主食のご飯や麺、食パン、副食の肉類、魚介類、野菜、果物。飲み物のコーヒー、紅茶、日本茶であり、時には味噌汁やお菓子などであった。さらに食事以外の体重増加は服薬のための水と、透析終了時にダイアライザー中の血液を体に戻すために使われる生理食塩水（生食）であった。生食は血液透析1回に約280mlが使われ、1日当たりは280ml×3回/7日＝120ml（120g）であり、これを加えると厳密な体重増加は1日当たり1,967g＋120gで2,087gになった。

一方体重が減るのは月・水・金曜日の週3回、1回4時間半の血液透析で、月曜日の透析では平均3,350g、水・金曜日の透析では平均2,230gの減少であった。1日当たりの減少でみると平均1,116gである。厳密に言えば、前記の血液回収生食分の120gを含んだ減少であるので、正確な体重減少は1,116g－120g=996gで、約1,000gになった。私が若かった時代の透析による体重減少は、もっと大きかったので、食

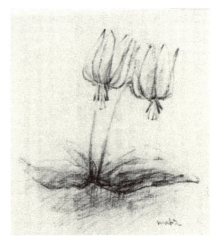

カタクリ

事による体重増加と透析による体重減少も今とは違っていた。これら前述の数値は、透析38年目の68歳男性（体重52kg前後）のものである。

　次に大きな体重減少は、就寝中の呼気や汗によると考えられるものであった。就寝中の体重減少は平均216gであった。この体重減少は不感蒸散と言われ、意識しない呼気蒸散と汗によると考えられている。私の睡眠時間は平均8時間であるので、1時間当たり27gであり、1日では27g×24=648gと計算された。一般的には不感蒸散は900g程度と言われている[1]。

　排便による体重減少は1日平均208gで、入浴による体重減少は1日平均94gであった。私の長年の生活習慣で排便は起床時に決めている。可能な限り透析中の排便は避けたいので起床時の排便習慣になった。また毎日入浴しているが、透析日もシャント側の腕を上げての入浴である。汗が出る程度の入浴で100gの体重減少、逆にカラスの水浴び程度であれば50g以下であった。

　自宅前には小さな家庭菜園があって、時々そこで作業を行うが、その場合の体重減少は、季節や労働内容により大きく異なり、1時間当たり30g〜150gであった。1時間当たり30gから60gの減少程度であれば汗は出ないが、70gになると汗ばみ、150gでは汗が流れた。流れるほどの汗をかくと、必ず

第4章　自己コントロールのために　　*59*

喉の渇きを強く感じ、水を飲むことになった。その飲む量は汗の量に止まらず、それ以上の水を飲むのがほとんどであった。従って私の労働は、汗ばむ程度で休憩し、汗を流さない程度の労働が良いように考えられた。

　食事などによる体重増加は1日約2,000gであった。そして血液透析による体重減少は1日平均1,000gであった。この減少分は腎機能が正常ならば尿として体外に排泄されるものと考えられた。透析患者は「しっかり食べて、しっかり透析」とよく言われるが[2]、確かに飲み食いした重量の約半分は血液透析で対応していた。しかし残り半分の1,000g中の648g（約65%）は不感蒸散といわれる呼気中の水分や無意識の汗であった。さらに残りの352g（約35%）は意識的に実行・調整できる排便、入浴、適当な労働・運動による体重減少であった。

　まとめ（1日当たりの体重収支：体重約52kg、透析歴38年、68歳男性例）
　1．食事などによる体重増加は約2,000gであった
　2．血液透析による体重減少は約1,000gであった
　3．不感蒸散による体重減少は648g（透析以外の体重減少の約65%）であった
　4．意識的に実行・調整できる体重減少は排便、入浴、労働・運動によるもので352g（透析以外の体重減少の約35%）であった

実際の測定値をまとめた表を掲載した。参考にして頂きたい。

資料
1）伊藤正雄，井村裕夫，高久史麿総編集.『医学書院　医学大辞典』東京：医学書院：2003．p.2126.
2）斎藤　明監修，鈴木一之著.『透析医が透析患者になってわかった　しっかり透析のヒケツ』大阪：メディカ出版：2009.

表4.1.1　透析患者の体重収支

対象者：透析歴38年、68歳、体重51kg〜52kg、男性
測定器：体重計TANITA Inner Scan 50（50g単位表示）
期　　間：平成24年（2012年）10月から平成25年（2013年）8月
単　　位：体重増減の単位はグラム（g）

測定月[1]	増加／日				減少／日（透析による減少は別表）				測定日数
	朝食[2]	昼食	夕食	計	排便	睡眠[3]	入浴[4]	運動[5]	
1	486	593	836	1,915	186	207	117	50	7
5	470	630	820	1,920	200	200	58	30-100	5
8	560	692	800	2,052	180	250	120	80-110	5
10	450	671	856	1,977	264	207	79	30-150	7
平均	492	647	828	1,967	208	216×3	94	30-150	−
計	1,967／日				1,000／日				24日

*1：各季節5日から7日間の連続体重測定である
*2：食事は飲み物、糖質（パン、飯等）野菜、果物、肉魚を含む
*3：睡眠は約8時間の睡眠前と後の体重差で、1日（216g×3）で648gの体重減少（＝不感蒸散）
*4：入浴は汗が流れる程度で120gの減量、短時間入浴ならば50gの減量、平均94g
*5：労働も運動とした。汗が出る程度で約100g/時間の減量、流れる汗はそれ以上。軽く汗ばむ程度で約70g/時間の減少、平均50g/日の減少と見積もった

表4.1.2　透析による1日当たりの体重減少

（対象者、測定器、期間、単位は表4.1.1と同じ）

測定月	透析による体重減少（g）[1]		DW（g）[2]	透析回数（回）
	月曜日透析	水・金曜日透析		
1	3,300	2,600, 1600	51,500	3
5	3,600	2,200	51,500	2
8	3,400	2,000, 2,400	51,000	3
10	3,100	2,300, 2,500	51,400	3
平均	3,350[3]	2.230[4]	−	−
平均減少／日	1,117	1,115	−	−
平均減少−生食分	1,116−120=996			

*1：各季節5日から7日間の間に受けた透析による体重減少
*2：DW（Dry Weight）
*3：土・日・月曜日の3日分の透析による体重減少であるので3で除した
*4：火・水曜日、或いは木・金曜日の2日分の透析による体重減少であるので2で除した

4.2 血液透析患者の水分摂取量

　透析患者の体重管理に水分摂取の自己コントロールがある。私が血液透析を受け始めた1970年代から1980年代にかけては、透析患者の水分摂取量が現在とは違っていた。今から思うと、夜間透析をしても翌日から喉が渇き、次の透析までの間、水に飢えていた。これは血液中の老廃物を除去する透析が不充分な時代で、血液の浸透圧が充分に低下しないまま、次の食事や運動により老廃物が増加するため、浸透圧が上昇することによるものであった。体は上昇した浸透圧を水分摂取で下げるように喉の渇きとして水分を要求した。透析仲間の話も水の話ばかりで「きれいなコップに水を張り、冷凍庫に入れ、薄く氷が張ったところで取り出し、チョンと指で氷を割って飲む水が最高」という具合の話題であった。透析患者が集まる会議ではいつも氷が用意され、私達はその氷を口に含みながら会を進めていた。当時の私はコカ・コーラが大好きだったので、家族には「いつかコーラの風呂に入ってやる」と言っていた。

　京都で透析治療が開始された1970年頃、患者の水分管理に厳しかった京都南病院の森孝雄医師の逸話が残されている。森医師がある透析患者の病室に入って、湯飲み茶碗を見て、「これは何ですか」と尋ねた。患者は「クスリを飲むための湯呑です」と答えたところ、「クスリはご飯と一緒に飲み込みなさい」と言ったという[1]。

　その後ダイアライザーの改良と透析法の進歩で、徐々に喉の渇きはなくなってきた。加齢に伴う体力の低下も水分摂取を少なくしてきたとも考えられる。現在は外食で塩分濃度の高い食事をした時や、汗をかいた時、日本酒を飲んだ時、味噌汁を飲んだ時に喉の渇きを感じる程度である。

　退職を機に自由な時間ができたことでもあり、飲んだ水分や食事内容別の重さを測定し、自分の正確な水

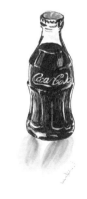

コーラ

分摂取量はどの程度かを知りたいと考えた。食事をする時に小型の家庭用デジタル秤（最小表示1g、オートゼロ機能付き、エーアンド・ディ社）を使って、口に入れる食料・飲み物全てを3日間測定した。その結果は1日平均1,954gの摂取であった。前節（p.57）での測定結果では、季節別に24日間測定した食事・水分摂取などによる体重増加は1日平均1,967gであったので、3日間のみの測定とはいえ、両者の結果は良く合っていた。そこでこの1,954gの摂取内容をもとに自分の水分摂取量を可能な限り詳しく出してみることにした。

　お茶、紅茶、コーヒー等は水分そのものであるが、食パンやご飯も水分を含み、その他の肉や魚、野菜にも含まれるので、それをどのように見積もるかが問題であった。また食パンやご飯、肉や魚は糖質・蛋白質・脂質をそれぞれ含んでいるが、これらはエネルギーとして体内で利用されると代謝水と言われる水が生じることが分かっている。代謝水の量は食事で摂取した糖質・蛋白質・脂質のそれぞれの量によって算出されるので、それらの含量を見積もる必要があった。代謝水は飲んだ水と同じように体は利用しているので無視できない水分と考えられた。

　幸いなことにインターネットには栄養素別食品一覧がアップされていて、食パンならば、それぞれ水分38.0％、糖質46.7％、蛋白質9.3％、脂質4.4％との割合が分かるようになっている。同様に塩サケならば水分66.0％、糖質0.1％、蛋白質20.9％、脂質4.2％といった具合である。しかし私が食べたものの全ての情報が揃っていた訳ではなく、似たものに代えた場合もあり、全体としては「およそ」の結果に止まることになった。従って「およそ」ではあるが、先の食事摂取の総量1,954g/日の内訳は、水分1,533g、糖質220.5g、蛋白質96.4g、脂質42.2g、その他62.5gとなった。「およそ」にしては計算上細かな数値になったが、意味あるのは1ケタか2ケタである。

　糖質、蛋白質、脂質が体内で代謝されると、それぞれ1g当たり0.60ml、0.41ml、1.07mlの代謝水が産生されることが分かっている[2]。私が摂取した食事の内訳から計算すると代謝水の合計が217ml（約220ml）であった。一

般的には体内で産生される代謝水は約300mlと言われている[3]。

　お茶、コーヒーなど私が水分と意識して飲む水分は498ml（約500ml）であったが、食べ物に含まれる水分は1,035ml（約1,000ml）であり、水分と意識して飲む水分量の2倍の水分を摂取していた。さらに自分の体がつくる代謝水の217mlを加えると、摂取水分は合計1,750ml（約1,800ml）であった。従って1日当たりの食事総摂取重量1,954gに対して約90%が水分と言えるのである。

　私が水分として飲むのは1日約500mlであり、それは私の体が摂取している総水分の約30%に過ぎなく、残り70%は無意識のうちに取り込んだ食物からの水分と代謝水であった。

まとめ（1日当たりの水分摂取量：体重約52kg、透析歴40年、70歳男性の例）

1．水分と意識して飲む水分量は約500mlであった

2．無意識に摂取する食品中の水分量は約1,000mlであった

3．体内で産生される代謝水量は約220mlであった

4．食料・飲み物を含む食事総摂取量1,954gからの総水分量は約1,800mlであった

　実際の測定値をまとめた表を掲載した。参考にして頂きたい。

資料

1）前田こう一.『難病の海に虹の橋を－立ち上がる人工透析者・難病者たち』東京：労働経済社；1982．p.81-2.

2）伊藤正雄，井村裕夫，高久史麿総編集.『医学書院　医学大辞典』東京：医学書院；2003．p.1524.

3）三浦一智，中　恵一.『生化学　人体の機能と構造』東京：医学書院；2009．p.77.

表4.2.1　透析患者の3日間の食事明細（2015年1月）

（火曜日）	朝食	g	昼食	g	夕食	g
	パン	60	飯	203	飯	220
	お茶	144	お茶	145	お茶	154
	かまぼこ	23	サバ	64	寄せ鍋野菜	107
	野菜天麩羅*1	21	野菜天麩羅	31	鶏肉	75
	野菜煮物	29	野菜	99	チーズ	10
	ヨーグルト	170	チーズ	20	豆	10
	果物	101			果物	115
	計	548	計	562	計	691
（水曜日）	朝食	g	昼食	g	透析夕食	g
	パン、糖質*2	54, 20	おにぎり	124	飯	305
	コーヒー	160	お茶・水	178	お茶	80
	ツナ	23	豚肉	57	がんも	50
	マーガリン	4	野菜・果物	230	イカ	80
	油	3	油	10	野菜	148
	野菜・リンゴ	108	大根人参	127	リンゴ	30
	ヨーグルト	56	海藻他	15		
	計	428	計	787	計	693
（木曜日）	朝食	g	昼食	g	夕食	g
	パン、糖質*2	65, 15	スパゲッティ	200	飯	300
	コーヒー	165	お茶	148	お茶	80
	玉子・チーズ	40	鶏肉・アサリ	66	厚揚げ	150
	ヨーグルト	75	チーズ	2	茶碗蒸し	40
	野菜・ミカン	138	野菜	278	いも	86
			糖質	5	野菜	60
	計	498	計	699	計	716

*1：野菜天麩羅は野菜に分類した
*2：朝食の糖質は小麦粉を原料にしたクッキーなど

表4.2.2　透析患者の1日当たりの食事まとめ

項　目	重量（g）
水分そのもの（お茶、コーヒー、水）	498
パン、飯、お菓子、おにぎり、スパゲッティ	524
肉、魚、玉子、チーズ、かまぼこ、油、ヨーグルト、豆腐類　等	348
野菜、海藻、いも、果物　等	584
合　計	1,954

表4.2.3 透析患者の1日当たりの水分摂取量（表4.2.1、表4.2.2から算出）

項目	単位	水分[1]	糖質[2]	蛋白質[3]	脂質[4]	他	水分量
水分そのもの（お茶、牛乳等）	ml	498	—	—	—	—	498
ご飯、肉魚等の食品摂取量	g	—	1456.3				—
食品中に含まれる水分	ml	—	1,035				1,035
食品からの栄養素の摂取量	g	—	220.5	96.4	42.2	62.5	—
代謝水常数/g当たり	ml	—	0.60	0.41	1.07	—	—
代謝水	ml	—	132.3	39.5	45.2	—	217
水分合計							1,750

資料

1) 水分の摂取量（食品）　http://wholefoodcatalog.com/nutrient/water/foods/
2) 炭水化物　http://www.eiyoukeisan.com/calorie/nut_list/carb.html
3) 蛋白質　http://www.eiyoukeisan.com/calorie/nut_list/protein.html
4) 脂質　http://www.eiyoukeisan.com/calorie/nut_list/fat.html

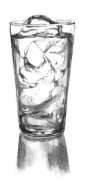

氷水

4.3 ドライウェイト

透析医療でいわれるドライウェイトは、体に余分な水分のない状態の体重をいう。血液透析が始まっても、しばらくの間は排尿があるが、透析年月の経過とともにほとんどの透析患者は無尿になる。いくら水を飲んでもオシッコが出なくなるのである。こうなると飲んだ水は体に溜まるので体重が増加する。その増加した余分の水分を血液透析で除去して、ドライウェイトにまで体重を減少させ、同時に体から本来尿中に排泄される老廃物を除去する治療が血液透析である。仮に余分に増えた水分を透析で除去できない状態が続くと、まずは血圧が上昇し、次に心胸比（水分による心臓のむくみ）が高くなって、手足のむくみも感じられるようになる。さらに水分を除去できない状況が続くと、階段を上ると息切れするようになる。そして4時間～5時間の透析中に血圧低下が起こり、しっかり透析できなくなり、さらに血圧が上がり、心胸比が高くなるという悪循環が始まる。従ってそれぞれの患者のドライウェイトまでしっかり体重を減少させる血液透析が望まれることになる。

透析患者の体重増加は、透析終了から次の透析までの間に1kg～4kg程度になる。この体重増加は飲んだ水分（飲料水、お茶、ジュース、牛乳、ビール、酒など）にほぼ依存するとされてきた。また私達は寝ている間や、入浴、運動などで汗をかくが、汗をかいた自覚がなくても、呼吸によっても水分を排出しているので、この無自覚で出す水分（不感蒸散）の量はご飯や魚、肉、野菜などの水分量とほぼ同じ量とみなされてきた。

「されてきた」と敢えて過去形で表記したのには訳がある。退職を機会に自分の体重と、飲み食いしたものの重量を前節のとおり、詳しく調べて見ると、少し違ったのである。次頁の表にまとめられたように、私達が水分として飲む水重量は、透析で引いてもらう重量の約半分であった。

また無自覚で体外に排出する水分（不感蒸散）は648ml（648g）であり、ご飯や魚、肉、野菜などに含まれる水分量は約1,000gであった。従ってこれ

らをほぼ同じ量とみなすには無理があると考えられた。無自覚で出す水分である不感蒸散に、便の重量、さらに入浴・労働・運動による汗の量を加えた合計が約1,000gであったことから、これらと、ご飯や魚、肉、野菜などに含まれる水分量とがほぼ同じと言う方がより正確な表現と考えられた。

表4.3.1　1日当たりの体重増減（前節の実測値から）

増　加	(g)	減　少	(g)
水分そのもの（お茶、牛乳、味噌汁等）	500	透析	1,000
食事（パン、飯、肉魚、野菜、果物等）	1,500	便	208
そのなか（飯、野菜等）の水分	(1,000)	入浴（汗）	94
糖質、蛋白質、脂質からの代謝水	(200)	肉体労働・運動（汗）	50
上記以外（水分以外）	(300)	不感蒸散（不感汗、呼気水蒸気）	648
計	2,000	計	2,000

　透析患者のドライウェイトは通常担当の透析医によって管理される。水分による全身の浮腫、心胸比、血圧などによりドライウェイトが決められる。痩せる・太るは少しずつである。気付いた時は1kg痩せていたということは良くあることで、透析患者のドライウェイトを担当医が正しくコントロールし続けることは簡単ではないと思われる。私の場合は心胸比が45%を越え、透析終了後の上の血圧が100（mmHg）を越えるとドライウェイトを下げることを考える。忙しい日が続いたり、気がかりなことがあって、心ここにあらずの生活が続くとドライウェイトの管理がおろそかになる。自分の手足のむくみに気付くことが遅れる場合がよくあった。一方透析中に上の血圧が75以下に下がることが続いた時はドライウェイトを上げてもらう。自分が太ったことでドライウェイトを上げる場合は「透析中の血圧低下」という症状が出るので見落とすことはない。

　ドライウェイトを上げる、下げるの変更は500g程度の場合が多いが、私の場合は1週間に200g程度の変更で、様子を見ながら1ヶ月程度の時間をかける。自分がベストと感じられるドライウェイトで数回透析をやってみて

から正式なドライウェイトとして登録してもらう。透析中と透析終了後の血圧、帰宅途中と帰宅後の身体の調子で「これがベストドライウェイト」と感じられるものである。ベストドライウェイトであれば、20分〜30分の歩行では心臓の存在を忘れているが、1kg程もドライウェイトが高く設定されていると、透析間隔の短い透析後2日目では分からなくても、間隔の長い透析後3日目の歩行時には心臓の存在が分かるようになる。

　しかしながら自分の体が加齢とともに心臓機能や肺機能は変化しているので、この方法がいつまで続けられるものかは分からない。しかし振り返ればこの方法で40年間の透析生活を送ることができた。

　自分のドライウェイト管理は簡単ではないが、担当医と相談しながらも、ドライウェイト管理の基本は自己責任で透析患者自身がやるべきことと考えている。

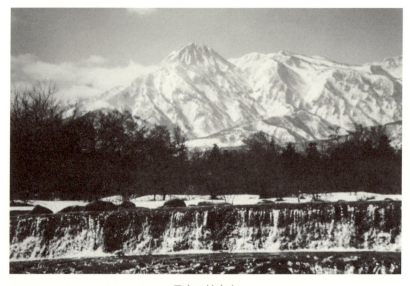

早春の妙高山

4.4 体をつくる必須元素

　化学の周期（律）表にはたくさんの元素が並んでいる。原子番号１の水素（H）から、92のウラン（U）までが自然界に存在し、93のネプチニウム（Np）からは人為的に作られた人工放射性元素である。これら人工放射性元素の発見は今でも続いている。

　私達の体をつくる約60兆個の細胞を形成するのは周期表の元素である。細胞を形成する元素は、食料や飲料水などから化学物質として体に取り込まれている。人の体に存在する元素を多い順から並べると、酸素（O）、炭素（C）、水素（H）、窒素（N）、カルシウム（Ca）、リン（P）と続き、この６種類で全体の98.5％である。これにイオウ（S）、カリウム（K）、ナトリウム（Na）、塩素（Cl）、マグネシウム（Mg）の５種類を加えると99.3％になる[1]。

　これら11種類の元素から、ほぼ私達の体が造られているが、この11種類だけでは私達は生き続けられないことが分かっている。体に存在する量は微量であっても、必ず必要な元素がある。それは鉄（Fe）、亜鉛（Zn）、マンガン（Mn）、銅（Cu）、セレン（Se）、ヨウ素（I）、モリブデン（Mo）、クロム（Cr）、コバルト（Co）、ニッケル（Ni）、ケイ素（Si）、フッ素（F）の12元素である。これまでに表記した合計23元素は必須元素と呼ばれる。必須元素とは後出図に示したように、欠乏すると欠乏症状が起き、さらに欠乏すると生存できずに死に至るのである。一方非必須元素であれば欠乏しても死ぬことはない。しかし必須元素と非必須元素の両方とも、多く摂取し過ぎると、どちらも同じように中毒症状が出現し、さらにそれを越すと死に至る。透析患者が必須元素のカリウム（K）の過剰摂取で手足のシビレが生じ、さらにそれを越すと心停止に陥るのも、この図に当てはまる症状であろう。

　私達の体に存在する元素であっても、必須元素かどうか不明な元素も存在する。その例の１つがアルミニウム（Al）である。血液透析が始まった初期の頃に、透析患者のリン（P）の上昇防止のためにアルミゲル（一般名：水酸化アルミニウム）が薬として処方された。現在の炭酸カルシウムに相応

する薬剤である。私も長い間アルミゲルを飲み続けた。また当時の透析液はアルミニウムを含む普通の水道水が使われていた。その結果透析患者のなかにアルミニウム脳症と言われる痴呆患者が発生した。発生は1970年代のことである。1995年に信州大学の野本昭三先生がアルミニウム測定の権威と知り、野本先生に私の血液を始め、透析仲間76名分の血液を送ってアルミニウムを測定してもらった。私を含む血液透析15年以上の患者5名は全員アルミニウム値が高かった[2]。血液中のアルミニウムは腎臓から尿中に排泄される。従って腎機能が正常であれば、血液中のアルミニウムが上昇することはない。しかし尿中に排泄できない透析患者は別である。健常者と同量のアルミニウム摂取であっても、透析患者には中毒症状が出る場合があるのは容易に考えられる。同じように多くの薬剤やサプリメントにより、透析患者が副作用や中毒症状を引き起こしやすいのである。

　さて人の腎臓は糸球体で血液を濾過している。糸球体濾過液は1日に170〜180リットルと言われる。湯船いっぱいの風呂の水は約200リットルであるから、糸球体を通過する濾過液は多量である。糸球体では血液中のアルブミンを含む分子量の大きい蛋白質と、赤血球などの血球成分以外は全部濾過される。アルブミンの分子量は約6.6万であり、それより小さな分子量であるグルコース（ブドウ糖）（分子量：180）やグルタミン酸（分子量：147）などのアミノ酸、水（H_2O）（分子量：18）、老廃物の尿素（分子量：60）やクレアチニン（分子量：113）などは濾過され、さらに元素のナトリウム、塩素、カルシウム、リンなども濾過される。これらの元素は原子量で表記されるが、せいぜい数十程度である。この濾過液は老廃物を含む尿として、最後に体外に排泄されるので原尿とも言われる。濾過液（原尿）は次に腎尿細管に送られ、そこで体に必要な水分や栄養素・諸元素が再吸収される。再吸収によって必要なものが体に戻される機能があるのである。その結果、尿として排泄されるのは1リットルほどであるから、170〜180リットルの濾過液のほとんどが再吸収されている。

　私達透析患者は腎臓の機能が廃絶したことで、腎臓の糸球体の役割は血液

透析で代用されている。血液透析で濾過されるのは糸球体と同じように水やグルコース、アミノ酸、尿素やクレアチニン、さらにナトリウム、塩素、カルシウム、リンなどである。腎臓はそのあと尿細管で体に必要な栄養素・諸元素を再吸収して体に戻しているが、血液透析にはその機能はない。血液透析で水や老廃物の尿素やクレアチニンなどは濾過されるが、体に必要な低分子量の栄養素・諸元素も除去され失われているのである。血液透析が始まった当初から、このことは分かっていたので、私が透析を受け始めた頃は、透析中の患者に飴玉が配られた。除去される栄養素のグルコースを補充する意味があったと思われる。しかしそれ以外の多くの必要なものが失われるはずであるから、血液透析では、患者はそんなに長く生存できないだろうと考えられていた。血液透析で40年以上も患者が生きるとは想定外であったはずである。ではなぜ40年以上も生きられるようになったのか。その理由は福祉政策や透析液の純度、ダイアライザーの進化、透析技術の進歩など、多くの分野に及ぶが、透析液の進歩から見れば、透析で失われる必要な栄養素や元素が透析液に加えられていることが挙げられるのである。その1例として透析液の「Dドライ透析剤2.5S」（日機装K.K）であれば、加えられているのはグルコース、無水酢酸ナトリウム、氷酢酸、ナトリウム、カルシウムなど、元素数にして8種類である。しかし、加えられてはいるが前述した23種類の必須元素が全て加えられている訳ではない。

　それでは不足するはずの必須元素を生体はどのように対応しているのであろうか。透析患者は腎の濾過機能と再吸収機能も喪失しているが、透析時以外は細胞に必要な栄養素・諸元素と老廃物とが血液中に混在して全身を循環している。その循環中に、それぞれの細胞が必要な必須元素を取り込んでいると考えられる。鉄欠乏性貧血患者が鉄剤を飲む時は「お茶で服用しないこと」と長い間言われてきたが、その後の研究で、鉄欠乏性貧血患者が鉄を取り込む能力は健常者より強いことから、「お茶で服用しても良い」と言われるように変わった。同じことが透析患者と必須微量元素でも言えることで、透析をしていない時間に、必要な元素をしっかり体の細胞は取り込んでいる

と考えられる。
　長時間透析の患者は元気であると言われることから、必要な栄養素・諸元素の透析による喪失よりは、老廃物の混在の方が人の体には不都合であるのかも知れない。

資料
1）桜井　弘．「元素周期表と生体微量元素（ミネラル）」試薬雑誌　2006；18：25-8.
2）飯吉令枝，杉田　収，佐々木美佐子，その他．「血液透析患者における高血清アルミニウム値とその原因」新潟県立看護短期大学紀要　1997；2：27-31.

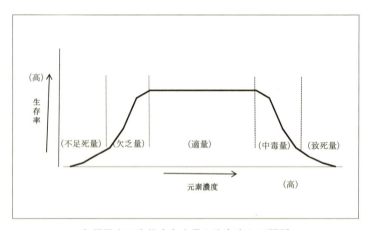

必須元素の生体内存在量と生存率との関係

趣味の写真

　一般的に人間は自分の病気が見つかると、大概その否認から始まり、怒りを含むいくつかの心理的な段階を経て、ようやく自分の病気を受け入れられるようになると看護学は教える。私の場合を振り返ってみると、透析が始まった頃は、腎臓という文字や言葉を見聞きするだけでも苦痛であった。この苦痛が和らぐには約10年の歳月が必要であったように思う。透析で10年生きられた頃から「私は透析患者です」と誰にでも語られるようになった。

　透析患者であることが自分で認められるようになってから趣味の写真を撮り始めた。心に残る一瞬を残したいと身近な風景や子ども達を撮った。平成6年（1996年）から写真作品を新潟市での県展と上越市の市展に出すことにした。県展は常に選外であった。10年間ほど応募し続けて、1回だけ入選した。それが「鬼灯」の写真である。市展には出品した過去20年間は毎回入選した。そのなかで奨励賞が1回と佳作が3回あった。奨励賞は「ハイ　コンニチハ」のキュウリの写真で、佳作は「風船かずら」と「侵入者」、「花びらの遊び」であった。私は写真の師匠は持たず、常に我流であるので、友人には「そりゃダメだ」と一笑に付されたまま、今に至っている。

　趣味の写真は、若くして死ぬであろう自分の生きた証を、何かで残したい願望の1つでもあった。そのために撮り溜めた写真は多かった。しかし考えてもみなかった70歳まで生きると、今度は撮り溜めた写真をどうするかが問

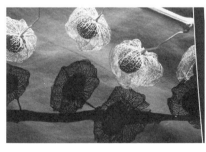

写真1：鬼灯

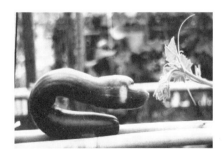

写真2：ハイ　コンニチハ

題になった。そこで溜めた写真を、それぞれの子ども達の自宅に持ち帰らせるものと、私達夫婦が持ち続けるものに整理し、可能な限りの写真を処分した。正確には処分しつつあると言うべきで、現在進行形である。私達夫婦が最終的に持てる写真の量はアルバム数冊分で、それを最後まで管理するのは妻であり、それを持って施設入居になるだろうと想像している。

　最近の写真で残したいものを以下に掲載した。平成23年（2011年）3月11日（金曜日）14時46分東北地方太平洋沖で発生したマグニチュード9.0の東日本大震災に関係した2枚である。写真6は地震後3年半の冨岡町の風景で、人の背丈ほどの津波が襲い、その後は東京電力福島第一原子力発電所の放射能汚染で立ち入りが禁じられたままの美容室である。壊れた時計が地震

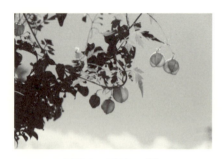

写真3：風船かずら

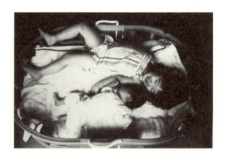

写真4：侵入者

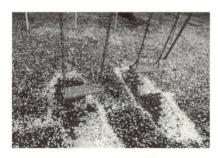

写真5：花びらの遊び

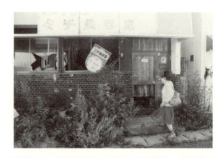

写真6：平成26年9月14日撮影。帰還困難区域の冨岡町。時計が地震発生時刻14時46分で止まったまま

発生時刻の2時46分で止まっていた。写真7はイノブタである。放置された豚と野生のイノシシが交雑し、新たにイノブタが生まれた。家畜の豚は死に絶えたものの、イノブタはたくましく、春秋2回の出産で数を増やしているとのことであった。楢葉町へ向かう走行中のバスから偶然見られた一瞬の光景で、親子3頭のイノブタが撮影された。

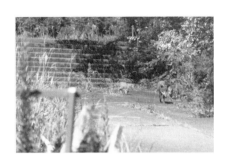

写真7：平成26年9月14日撮影。帰還困難区域の楢葉町へ向かう車窓から撮ったイノブタの親子

第5章　私の体験

5.1　血液透析患者の日常生活

　透析患者ゆえに困ることはある。風邪をひいて熱が出ている最中でも、寒気がして動きたくない時も透析に出かけなければならない。透析が始まれば私の場合は4時間30分の間ベッドの上である。近頃はインフルエンザに罹患したならば、隔離透析で、別室の1人透析になる。私はそれを2回体験した。そのほか下痢をしていても、骨折しても透析には必ず出かけなければならない。

　透析導入まもない30歳代の時に肩甲骨を骨折したことがあった。めったに折れない骨で珍しいと言われた。その時は背中を下にした通常の寝かたができず、身の置きどころがないような状態で透析を受けた。透析患者の骨状態は特別で、気がつかない間に肋骨が折れていたこともあった。車をバックさせるために後ろを振り向くたびに胸が痛むのである。何ヶ月後かのX線画像で、肋骨が太く修復されていたことから、あの痛みは肋骨の骨折であったと診断された。

　透析患者が気を使うのは下痢である。ベッド上で透析治療を受けている間に便意をもよおすことがある。1980年代は透析を続けながら、透析チューブを長く確保し、回りを衝立で囲み、看護師の手助けでベッド脇にしゃがみ、便器に用を足した時代であった。透析室は大概大きな1つの部屋であるので、その部屋中に便臭が漂うのである。次の時代では透析チューブ中の血液を生理食塩水で一部置換したうえで、チューブをハサミで切断して、患者はトイレに向かった。現在はハサミ切断ではなく、コネクターでチューブが外せるように改良された。しかし改良されても患者がトイレを申し出ると、大急ぎで数名の看護師が集まって対応し、3～4分後にチューブが外され体重

を測定、トイレへ急ぐ情景は変わらない。

　一方透析患者ゆえに都合の良いことが少しはある。私の場合は透析開始後10年程で無尿になった。尿が出ないので、朝に排便を済ませれば、トイレに用はなくなるのである。長時間の外出になると、妻は何度かトイレを利用することになるが、私は用がないのでトイレの近くで妻が出てくるのを待つことになる。そのため妻はトイレ利用のたびに、私にヒョイと荷物を渡すので、常に荷物番役を務めている。

　家族にとって透析患者の夫、或いは父親はどうであろうか。私が31歳で血液透析の治療が避けられないことになると、数年先には母子家庭になる可能性を考えねばならなくなった。母子家庭になったら何に困るかを考えると、まずは住宅で、これまでの借家住まいは続けられなく、自宅建築が緊急課題となった。それも母子家庭を前提にした住宅であった。そこで夫婦で考えたのは、自宅の半分の２階を他人に借りてもらい、さらにその自宅１階で学習塾が開ければ、何とか生活できるかも知れないと考えた。

　兄弟や親、職場の上司の援助を受けて住宅を建設した。もちろん私達は重いローンを組んでの住宅建設であった。２階で水道が使えるように配管して、トイレを作り、さらに簡単な台所が設置できるような構造にした。そして１階に少し大きめの書斎を作り、将来は学習塾に使えるような部屋にした。妻は結婚前には小学校の教員をやっていたが、出産を機に教員を止めていた。住宅ができ上がった頃は、私達の子どもは３歳、小学校１年生、小学校４年生で、私達の子どもの勉強の場として書斎が使われ始めた。そのうち自然に近所の子どもも集まり、一緒に勉強を始める形で小さな学習塾が始まった。妻は３人の子育てと、私の透析弁当づくり、さらに塾の教師と多忙な生活になった。妻のこのような生活は私達が新潟市から上越市に転居するまで13年程続いた。

　家族にとって透析患者の父親は、週３回夜になっても帰ってこない存在であった。また泊りがけの家族旅行が難しい親であった。子ども達の夏休みであっても、年１回の２泊３日の旅行が限界で、その旅行は私の実家に墓参り

をするのが慣例になっていた。

　透析が始まった30歳代は、仕事が忙しかったが、父親の思い出を子ども達に残すべく、子ども達との時間を大事にした。家族そろって夕食を食べる機会は少なかったので、妻は家族が揃う朝食を大事にした。子ども達が風呂に入る、寝るという時に私が家にいる場合は、必ず一緒に風呂に入り、3枚並んだ布団に私も入って、子ども達に昔話をすることがお決まりになった。布団のなかでの昔話が始まる前は、必ず子ども達の場所争いのケンカが付きものであった。私の隣で話を聞きたいのである。3人のうち誰かが隣になれないからで、この前はどうだったとか、ひとしきりの騒動があってから話に入った。私はその騒動の間に話のストーリーを一生懸命考えた。覚えている昔話のネタは直ぐに尽きて、話を創作しなければならなかったので苦労でもあった。その創作話も思いつかない時は、自分の子どもの頃の話になった。友達2人での学校帰り、人が1人歩ける細い冬の雪道で、上級生と同級生の兄弟2人組に待ち伏せされてケンカになった。友達は逃げ帰り、2人と1人でもみ合いになった。しかし結局泣かされて帰ったが、手には相手が着ていたオーバーのボタンを1個しっかり握っていた思い出である。父親の負けケンカの話に子ども達は興奮した。このように就寝前の話としては不適当なものも含まれていた。

　職場の同僚に透析患者であるがゆえに迷惑をかけるのは週2日の火・木曜日であった。この曜日は16：30を過ぎると職場である医学部附属病院を出て透析に入る帰路に就いた。職場では私の透析日を避けて会議日や諸行事を設定してくれた。有り難かった。透析日は17：00の勤務時間が終了する前にカバンを持って帰るのであるから、

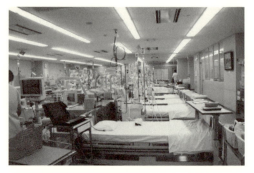

新潟県立中央病院透析室（上越市）

すれ違った他部所の職員は腕時計を見て17：00前を確かめるのである。無言の圧力を背中で感じた。医学部には教官、技官、事務官などの職種があったが、どの職種であれ17：00前に帰る職員はいなかった。とりわけ教官は原則的には勤務時間の制約はなかったものの、夜中までの仕事や研究が当たり前であったので、17：00前に帰る教官はそれだけで失格であった。附属病院での私の職位は検査部教官の助手から始まり、途中から講師になった。検査部では大勢の臨床検査技師を抱える化学検査室の室長であった。室長職は附属病院を裏方として支える重要な職位であった。

　それ故検査部教授から「辞めてくれないか」の一声で、いつでも辞職せざるを得ない立場であった。その状況が透析19年目、49歳で上越市の職場に転職するまで続いた。

5.2　腎移植

　血液透析が始まって10年目で私が40歳の頃に、兄弟からの生体腎移植の話が持ちあがった。兄弟が集まり、血液が採取され、血液型の確認とリンパ球クロスマッチテストが行われた。その結果で移植できない組み合わせがあったなか、姉の腎との相性が良いことが分かった。しかし姉があるウイルスに感染していることが分かり、生体腎移植は諦めざるを得ないことになった。その生体腎移植の話があってからほぼ20年後に、姉は農作業中に70歳で急死した。死因は心筋梗塞と考えられた。それは私が60歳の年であったので、とうに生体腎移植の話は昔物語であった。しかし、もしもの仮定ではあるが、姉の片腎が私の体に移植されていたならば、姉が先に逝き、私は生存していることになった。姉の腎に支えられていることになる私は、葬儀に集まった姉の子どもや孫達に、どんな挨拶ができただろうかと考えさせられた。

　透析27年目の年、夜中に県立中央病院のＳ透析医から電話があった。死体腎移植の意志確認の問い合わせであった。何処の医療施設でその手術を受けたいかも聞かれた。死体腎移植の返答は即答すると決めていたので、県立中

央病院の最初の移植例になることを了解し、Ｓ透析医のもとでの腎移植をお願いした。当時は病院近くの看護短期大学に勤務していたことから、急ぎ休講手続きやらを済ませて入院になった。

腎提供者（ドナー）の情報は伝えられたが、男性からの腎で、それがいつ届くか分からないとのことであった。３日間待ったが「まだ」とのことで、一時退院した。しかし腎提供者の血圧が低下したとの情報が伝えられ、急ぎ入院して再度の待機に入った。私の方は待機であるが、腎提供者の家族は苦しみの最中であると思われた。脳死宣告を受け入れてはいたが、その誤診を願い、手を握りながら、「お父さん、パパ頑張って」と呼び掛けているだろうと容易に想像された。私達夫婦にはこの「待機」は希望の時間でもあり、辛い時間でもあった。待機中に腎は届かず、Ｓ透析医から移植中止を伝えられた。その時の心境を下記の短歌で書き留めた。

　　張りつめた　ギターの弦を　切るごとく
　　　　　　　　移植中止を　医師は告げたり

この腎移植入院を体験した後、長く継続してきた腎移植の再登録はしないことにした。死体腎移植の重さと自分の年齢を考えた結果であった。脳死宣告を受け、一度は腎提供を決意した家族であっても、かけがいのない人の腎を取り出すことは後戻りのできない決断である。通常の高齢者の死であっても、見送った家族の心理は「あれで良かったのか」との、少しばかりの何らかの後悔が残るのが普通のように思う。腎提供者の大概は若い人や働き盛りの人で、突然の事故死、或いは脳や心臓の疾患死である。見送る家族が「体の一部、せめて腎だけでも生きて欲しい」との思いに至るのは容易なことではないだろう。大事な人であればなおさらである。

自分の息子や娘が脳死に陥り、献腎を勧められたらどうであろうか。脳死であることが納得できたならば、私は多分腎摘出に同意するだろう。しかしその同意には条件を付けるつもりである。腎摘出日が子どもの命日になる

が、その命日にはコーディネーターから移植腎が健在かどうかの報告を聞きたいという条件である。どこの誰に移植されているかは知る必要はない。移植腎が元気かどうかだけで良いのである。もし移植腎が機能を停止していたならば「ご苦労だったな」と仏壇の前で声を掛け、機能していたならば「頑張っているな」と語りかけたいのである。

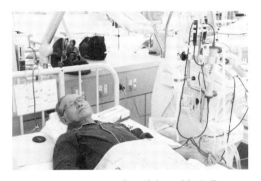

透析40年目で71歳、筆者の透析風景

　慢性腎不全で透析が開始されると、透析からの離脱は腎移植のみになる。しかし生体腎移植にせよ死体腎移植にせよ、腎移植を受ける者（レシピエント）には簡単な選択ではない。自分の命の他に、もう1つの命の移植腎を腹に抱えることになる。人工多能性幹細胞（iPS細胞）作成技術による腎再生医療の進歩で、長期透析がいつか昔話になることを願う。

5.3　穿刺

　血液透析は多量の血液を体から取り出し、透析装置で透析・浄化し再び体に戻す治療である。そのために血液の取り出しと返し用に、2ヶ所の血管に太い注射針が刺される。これが穿刺といわれる。私が透析治療を受け始めた頃から、内シャントといわれる方法で、穿刺用の血管が準備された。内シャントとは腕の内部を走る動脈と、腕の表面を走る静脈をつなぎ、腕表面の静脈血管に多量の血液が流れるようにしたものである。透析ではその静脈血管が使われる。大概は利き手ではない方の腕にシャントが造られた。

　透析用の穿刺針は外径が1.2mm前後の特別に太い針である。そのために痛さも通常針（外径0.5mm前後）による痛みとは比べ物にならない。ところが

血管の同じ場所を何回も穿刺すると血管の損傷が進み、次第に穿刺時の痛みは減り、その場所は瘤のような形状になることが多い。痛みの減少は患者には有り難いことではあるが、それは血管損傷の進行を意味し、いずれ穿刺できなくなることを覚悟せねばならないのである。透析継続の大事な条件は、穿刺用血管の確保であり、そのためには可能な限り穿刺する血管の場所を変えた方が良いと考えられた。穿刺しやすい場所は太い血管であり、そこでの穿刺失敗は少ないが、穿刺しにくい血管は大概細い場所であり、失敗する可能性は高い。私の場合は穿刺の上手なベテラン看護師には失敗しそうな難しい場所をお願いし、新人には刺しやすい場所をお願いしてきた。腕の血管も透析年数の経過とともに変化し続けている。初期の穿刺場所であったシャント近くの血管は石灰化が進み硬くなって20年前から穿刺はできなくなっている。

　私は当時の職場であった新潟大学医学部附属病院で若い医師からシャントを造ってもらった。左手首に5cm程の手術痕ができた。以来40年間その最初のシャント造設手術のまま現在に至っている。感謝である。

　穿刺は医師が行う施設と看護師・臨床工学技士が行う施設がある。いずれにせよ穿刺の場面では医療者は緊張する。同じように穿刺をされる患者も大いに緊張する。穿刺失敗はよくあるからである。さまざまな穿刺失敗がある。針を刺しても血管を刺せなかった場合があって、これに気付かず透析が始められると、たちまちに腕の針先付近が膨れ上がる。穿刺失敗でも血管からの出血を伴う場合は、透析開始時に血管の膨れで分かるので、すぐに中止され、別の場所での穿刺になるのである。しかし少ない出血であれば気付かれずにそのまま透析が開始され、翌日に穿刺場所の血管周囲が真っ黒になることで失敗が分かることもある。出血の程度で真っ黒になる範囲が違ってくるが、少しでも出血するとしばらくはその場所の穿刺は不可能になる。従って限られた穿刺場所しか持たない患者の穿刺失敗は重大である。穿刺失敗は患者にもすぐ分かるので、汗だくで穿刺中の目の前の看護師を無視して「○○看護師さ～ん」と別の看護師に助けを求める患者仲間もいる。患者仲間は「今日は3本だった」、とか「4本だった」とかいう。3本というと1回の穿

刺失敗があったことをいい、4本は2回の失敗があったということで、4本にもなるとしばらくは語り草になる。

　仕事の都合で国内外の透析施設で透析を受けた。そのいくつかの施設でも穿刺失敗があった。新潟市の信楽園病院は「血液透析」では有名で、私が信楽園病院から来たことが分かると、スタッフが緊張する場面を何回か経験した。ある透析施設での事であるが、男性看護師が私の穿刺を担当してくれたことがあった。穿刺が始まると周りに何人かの看護師が取り巻いた。思うにその男性看護師は高い穿刺技術を持つと認められていたからと考えられた。確かに手際がよく、私がこれまで経験したことのない手早い穿刺であった。周りの看護師達からは「納得」「羨望」のような雰囲気を感じた。その時の透析は無事に終了したのだが、翌日になると穿刺あとに黒い出血斑が現れた。明らかな穿刺失敗であった。彼は私の透析のための穿刺ではなく、自分の穿刺技術を「見せるため」の穿刺であったと思われた。

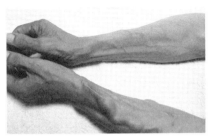

筆者左腕手首に約5cmのシャント傷がある。40年間1回のシャント手術で今に至っている

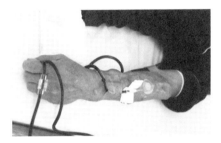

透析中の筆者の左手。硬くなった血管に長くチューブ類が触れていると血管がへこみ、そこが痛む。そこで血管とチューブの間に白い紙ガーゼを当ててもらった時のものである

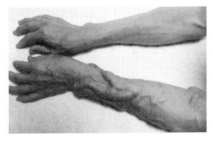

シャントからの太い血管が途中で手首の方向に360度向きを変えている。これはシャント造設時に長袖シャツの下着を「腕まくり」で受けたことで、本来体の中心に向かう血流がシャツの圧迫で、手首の方向に流れを変えた結果である。このために穿刺しやすい広範囲の太い血管が偶然に確保された

5.4 白内障の手術

　近頃の白内障手術は日帰りで実施できるようになっている。しかしT病院では大事を取って3泊4日で行っていた。透析患者の私は、その慎重さが気に入って、T病院で右目白内障の手術を受けることにした。手術後の様子を見て、順に左目の白内障手術も考えることにしていた。指示された月曜日に入院し、最終的な諸検査があり、翌日に手術が行われた。手術は局所麻酔で、何の痛みもなく行われたが、20分程度の手術予定時間が2時間近くかかった。執刀中の先生方の会話は聞こえるが断片的で、「もう少し0.5mm切って…こっちも…、大きいレンズを持ってきて…」、何が起こったかも分からずに手術が終わった。

　手術後に執刀医からは、水晶体を包む膜が破れ（後嚢破損）、本来水晶体があった位置に入れるレンズを、水晶体より前に入れた旨の説明があった。

　手術翌朝の水曜日は、手術した右目は何も見えず、眼圧は30mmHgで、昼過ぎからの透析であった。透析中は眼の痛みはなく、透析終了後の夕食時に初めて右目が痛み出した。しかし大した痛みではなく2時間ほどで消えた。退院予定日であった木曜日朝の診察では、「眼圧が高いのは炎症と出血があったためで、眼圧が22〜23mmHg程度に下がるまではこのまま入院」と言われ、退院が延期された。

　術後3日目になる金曜日の朝の眼圧は28mmHgで、10時から術後2回目の透析が始まり、2時間後の昼食を食べ終わった頃から目が痛み出した。透析医の診察により透析を30分繰り上げて4時間透析で14:00に終了した。終了後の眼圧は30mmHgであった。

　土曜日朝の眼圧は23mmHg、翌日曜日も23mmHg、ところが術後6日目になる月曜日の透析が始まると30分後には眼痛と

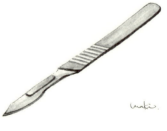

メス

頭痛が出現した。1時間後には耐えられない頭痛になり血流を下げたり、頭を冷やしてもらったりしたが、治まらず3時間程で透析中止をお願いした。その時の眼圧は40mmHg。頭痛の原因は透析による浸透圧の上昇と出血で、このまま眼圧が下がらないと続発性緑内障になり、再手術が必要になると眼科医に

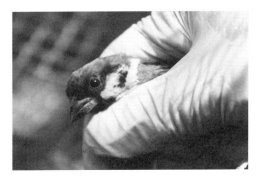

自宅庭で観察用に捕獲されたスズメ
スズメにも白内障はあるらしい。個体識別のために赤マジックで「しるし」を付け、再度の飛来を待ったが姿見せず（2014年撮影）

宣告された。その時から透析患者ゆえに控えられてきた眼圧降下経口薬のダイアモックスが1/2錠投与された。

　術後8日目になる水曜日の朝の眼圧は18mmHg。この日は10時から4回目の透析であった。前回の眼圧上昇と頭痛を踏まえて、眼科と透析室の先生方の相談で、眼球の浸透圧を上げないために、グリセオール200mlを使用してもらうことになった。ダイアモックスとグリセオールの補液効果があってか、その日の痛みは半減し、透析後の眼圧も24mmHgであった。その後の経過は順調で眼圧は8〜12mmHgで落ち着き、入院20日目（術後18日目）の土曜日に退院した。

　退院後にインターネットで調べると、白内障手術の後嚢破損は100人に数人程（数％）で起こるとの情報から、ある眼科医院では0.3％との情報までの幅があった。いずれにせよ後嚢破損は熟練眼科医でも避けられないとのことであった。白内障の手術に限らず、何の手術であれ、体にメスを入れる手術のリスクは常に存在する。とりわけ透析患者が受ける手術のリスクは、一般的に存在するリスク以上の不都合が生じる可能性の大きいことを承知していなければと思う。考えていた左目の白内障手術は当分の間、見合わせることにした。

5.5　英国での血液透析

　第16回国際臨床化学会議がロンドンで開催された折に、妻と初めての海外旅行を体験した。平成8年（1996年）で、透析21年目のことであった。透析患者の海外旅行は日本の旅行会社でも扱うようになっていた。そこで旅行会社にロンドンで臨時透析を受け付けてくれる透析施設を問い合わせたところ、飛行機の切符・宿泊・観光の一式を旅行会社に任せてくれる条件でなければ、透析施設は教えられないとの返答であった。私の方はロンドンへは学会参加が目的で、観光は二次的なもの、また学会会場の場所を考えて、そこへ行くのに便利なホテルと透析施設を選びたかった。そこで旅行会社には頼まないで、自分達で探すことにした。

　英国の女性と結婚した知り合いの情報で、ロンドンのクロムウエル病院が臨時透析を引き受けてくれることが分かった。そこにFAXで臨時透析を申し込むと、透析は受け付けるが、オーストラリア抗原検査などの各種抗体検査の結果を送ること、これまでの透析歴、最近の検査データを送るように指示された。その検査結果などを送ると、今度は病院から透析日時の提案があった。その提案では私の方の予定を少し変更せざるを得なかったが、交渉が面倒なので、それでよろしくお願いする旨のFAXを送り臨時透析の日程が決まった。

　飛行機の切符手配とホテル予約は学会誌の情報から別の旅行会社に頼んだ。ヒースロー空港に着くと、妻は目に付いた案内場に走り、空港からホテルまでの行き方を聞いた。私は荷物番をしていると、知り合いのS大学附属病院検査部の面々に出逢い、これからどうするかを聞いたところ、ホテルが偶然同じで、そのホテル行きのバスがガイド付きでチャーターされているとのこと。そこで我々2名が便乗できないかガイドに聞いてもらうと「どうぞ」とのことであった。ホテルに到着し、フロントで慣れない英語で話し出すと契約書を見せてくれとのこと、持ってきた大きな旅行カバンを開けて書類を探して提示、やっと部屋にたどり着いた。

クロムウエル病院へは妻と一緒に地下鉄電車で行った。初めてのロンドンで、地図を見ながら、この辺のはずと歩きながら探したが、目的の病院にはなかなかたどり着けなかった。余裕を持って出発したのだが約束の時間が迫ってきた。2人でかなり慌てはしたものの、ギリギリの時間で間に合った。

　透析は大きな背もたれつきの椅子で、ネクタイ姿の普段着のまま、腕をまくって行った。体格の良い白人の看護師が1人、透析患者は数人。私のほかに日本人の患者がいたのには驚かされた。聞けばスウェーデンへの旅行途中とのこと。テレビが1人に1台配置されていたが、すべて早口の英語で聞き取れず、ほとんど意味不明。透析が始まってまもなく、病院1階のレストランから中近東系らしき浅黒い肌の若い男性ボーイが来て、昼食の希望を聞いた。曜日によって決まっているオーダーシートで、9種類のフルーツジュースから1つを選び、主菜を4種類から1つを選ぶのだが、料理する側からのお勧めがあって、ボーイはしきりにチーフ推薦の肉料理を勧めた。他の副菜は6種類、デザート6種類から選択と言う具合であった。ベジタリアン用メニューもあった。食事時間になると、先のボーイがカートに昼食を載せ、ホテルの部屋へ運ぶように配った。

　ホテルの朝食はいつもバイキング方式で、しっかり必要な糖質・蛋白質が食べられたが、学会会場での昼食は質素なものであった。夕食は自分達で食事処を選んだので、相応のお金を出せば何でも食べられた。多量の飲み食いは控えていても、全てが外食であったので、透析前の体重は少し多めであった。担当の白人看護師は体重の増え方を見て「体重増加が多すぎます。注意して下さい」という意味のことを言った。しかし驚いたのは、

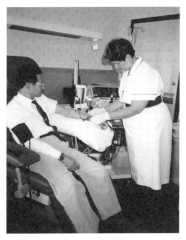

筆者の英国での透析風景

ティータイムになると看護師が紅茶とクッキーを持ってきたのである。先ほどの体重増加の注意と、目の前の紅茶は別の話とばかり、透析中の私に勧めたのである。郷に入ったら郷に従えで、有り難く頂いた。看護師も同じ紅茶とクッキーでしっかり休憩を取っていた。

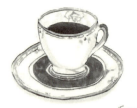

ティータイムの紅茶

　ロンドンに行くのであれば見たいものがあった。大英博物館所蔵のヒュブノスの像である。ヒュブノスはギリシャ神話の眠りの神であり、その息子は夢の神モルペウスである。モルペウスは麻薬モルヒネの語源になった神でもあった。モルヒネの発見経過や化学構造などに興味を持ち、それらを調べていく過程で、モルペウス、ヒュブノスへとつながった。その眠りの神ヒュブノスは翼を持っているのだが、写真に写っている大英博物館のヒュブノス像は、なぜか片側だけの翼なのである。なぜ片側だけの翼なのか、静かに飛ぶために訳あって片翼で飛んだのか。その説明はどこにもなく気になっていた。

　問題のヒュブノス像の前に立ち、これだ、これだと像を見回すと、疑問は一瞬で解決した。片方の翼は欠けてしまっただけなのである。その痕跡から、制作された時は対の翼であったが、何かの折りに片翼が壊れて取れた結果であることが理解できた。

　ロンドンのクロムウエル病院では2回の血液透析を受けた。新潟（上越市）から成田国際空港経由の旅行であったので、渡英前と後に東京で2回透析を受ける必要があった。東京での透析は日本の医療保険が使えたが、クロムウエル病院では1回190ポンド（1ポンドが当時約200円）の請求があった。透析は2回受けたので日本円で76,000円程であった。病院の支払い窓口で料金を支払う際に、この書類を日本に持ち帰れば、還付金が出るという話をやっと聞き取り、日本に帰ってからその手続きを取った。しかし日本での回答は、還付金は出ないとのことで、支払い金は一切戻らなかった。

5.6　母の血液透析

　田巻フミは、私の妻靖子の母親である。大正9年（1920年）4月生まれで、91歳までの長寿をまっとうした。夫の正四が64歳で亡くなった後、新潟市でひとり暮らしをしていた。その母が70歳を越えた頃から、内科医院にかかるようになった。医院から自分の臨床検査データをもらうと、折りに触れ、それを私に手渡してくれていた。そんな訳で私の手元には母の検査データが20年分程存在していた。

　母が76歳時の血清クレアチニン値は1.6mg/dlであり、82歳になった時は2.6mg/dlであった。血清クレアチニン値は6年間でほぼ直線的に少しずつ上昇していた。医師は加齢に伴う腎機能の低下と考えていたようであった。ところが83歳からその上昇カーブが突然急になり、84歳の6月には血清クレアチニン値は5.9mg/dlになったのである。

表5.6.1　田巻フミの血清クレアチニン値（クレアチニン）の経時変化

平成年月	年齢	クレアチニン（mg/dl）	平成年月	年齢	クレアチニン（mg/dl）
8年	76	1.6	16年8月	84	5.5
10年	78	1.8	16年10月	84	5.6
12年	80	2.2	16年11月	84	4.0
14年	82	2.6	17年2月	84	3.2
15年	83	3.6	18年6月	86	2.7
16年4月	84	4.8	19年2月	86	2.6
16年6月	84	5.9	20年2月	88	2.8

　平成16年になると母の体調は悪く、認知症の症状も見られるようになった。新潟市でのひとり生活は無理なので、娘夫婦である私達の住む上越市に来て一緒に生活することになった。血清クレアチニン値の5.9mg/dlは血液透析を考えねばならないことから、私が透析を受けている県立中央病院を受診するとともに、訪問看護を受けるために、もう1ヶ所、市内の外科医院の診

察も受けた。外科医院に今まで新潟で処方されていた薬を全部見せたところ、かなりの薬を中止するよう指示がでた。一方県立中央病院では当然ながら透析準備の宣告が下された。私達には覚悟の宣告ではあったが、私が月・水・金曜日の夜間透析を受けているので、透析患者世帯に、2人目となる母の透析宣告であった。

　日本透析医学会によれば、平成25年（2013年）12月の我が国の透析患者数は314,180人である。日本の総人口は12,730万人（平成25年）だから、人口の0.247%が透析患者である。およそ400人に1人に相当する。この程度の比率になると、1世帯に2人の透析患者がでることもあるのかも知れない。

　母の84歳という年齢を考えると昼間透析になり、すぐに週3回の送迎が必要になることが予想された。母は私が透析を受けていることは承知であるが、その実態をどこまで分かっているかは疑問であり、娘の靖子に判断を任せている様子であった。私達には重たい事態であった。とりわけ妻は大変であった。透析に入るなら、これからの道程はかつて知った苦労である。内シャントの造設手術があって、透析が始まると様々なトラブルが起こるはずである。高齢の母親はこれを越えられるだろうか。高齢者は透析終了後に体の難儀を訴えるが、母も同じであろう。

　一方透析を受けなければ尿毒症による苦しみが待っていることも分かっていた。透析が始まる前の私の様子で体験済みである。食欲が落ちて、食べては吐くようになる。

　妻の弟夫婦にも報告し相談したが、母親の気持ちも分からず、結論は出せなかった。死ぬまで透析を続ける母親自身の覚悟、透析のために生きることになりかねないことの理解なくして、透析には踏み切れないと妻は考えていた。私達は母親の覚悟を待ったが、「透析を受ける」或いは「受けたくない」との言葉は母から聞くことがなかった。医師への回答期日が迫り、私が母を実際の透析室に案内し、広い透析室で大勢の患者が透析を受けている光景を見てもらった。透析室を見て帰宅した後「おっかない！　あれが透析ならしなくていい」と言ったのである。母なりの素直な感想であった。それを聞い

て妻は「透析しないことにするワ」との結論を出した。この結論は透析をしないことで母の命を自分が縮めることになるかもしれないと言う自責の念を持ちながらの苦渋の選択であった。私も覚悟して同意した。

　この決心を中央病院の医師と、外科医院の医師に伝えた。クレアチニン値が5.9mg/dl以上に上昇せず、下がる傾向も見られるので、様子を見ても良いのではないかとの見解を中央病院の医師からもらった。透析は受けないことにしたので、中央病院との関係は当面の間は終わりになった。そしてその後は外科医院の検査データで経過を見ることにした。それから4ヶ月後の外科医院の血液検査では、5.6mg/dlの血清クレアチニン値から3.2mg/dlに低下したのである。通常であれば慢性腎不全患者の血清クレアチニン値はさらに上昇しているはずであるが、その低下は驚きであった。さらに4ヶ月後には2.7mg/dlにまで低下したのである。その後は表に示した通り、2.7mg/dl付近で落着いた。私には経験のない腎不全患者の血清クレアチニン値の低下であった。知り合いの若い医師に尋ねたところ、最近の高齢者にたまに見られるとのことであった。低下の原因は、何種類かの投薬を中止したこと、上越市に移り住み、透析患者用の食事に変わったことが考えられたが、本当の所は分からない。

　その後89歳になった母は認知症が進み、いくつかの施設と病院のお世話になった。91歳で嚥下困難になったが、弟夫婦と私達は延命治療を受けないことで同意していた。病室では水分摂取は禁止であったが、妻は水分を欲しがる母親には「私の責任で与えます」と医師に宣言して、母親の好きな「桃太郎アイス」や乳酸飲料などの飲み物を与えていた。母は92歳近くまで生きた。

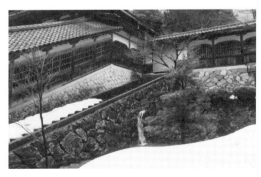

雪が消え残る永平寺（2015年3月撮影）

第6章 あれから40年

6.1 患者は医療者とどう付き合うか

　看護大学の講演会担当教員から、私が看護大学を退職する前に「患者は医療者とどう付き合うか」をテーマで話をするように申し込まれた。医療者を育てる看護大の教員が、週3回患者になって長いのである。最終講義とは別に、患者として考えていることを話す場をつくってくれたとも考えられた。しかし現在も患者であり続けている私には重たいテーマであった。講演当日には世話になっている透析室の看護師長を始め、大勢の顔見知りの看護師が現れた。その講演のテーマはその場で答えが出せた訳ではなく、現在も引きずっているテーマであるが、私には思いがけない副産物があった。その講演以来、私のドライウェイトは申告どおりに認めてもらえるようになり、毎回の透析が100gレベルで調整できるようになったのである。

　患者は医療者とどう付き合うか。その付き合う場面によって、付き合い方が異なってくるだろう。患者にとって医療者を選べない地域での付き合いか、医療者を選べる地域か、或いは慢性疾患や難病で長い年月の付き合いか、それとも短期付き合いの急性疾患かで変わってくる。いずれにせよ患者の命がかかった場合は、互いに本音で付き合わざるを得なくなる。

　田舎で地域医療を担う医師と患者との関係は、疾病そのものの関係に留まらず、全人的な付き合いになる。付き合う時間も長く、医師も自分の素顔を見せる場合が多い。医学的知識が問題になることも少なく、両者に人間的な平等感や信頼関係が生まれやすい。一方都市部で専門分野を担当する医師と患者との関係は、急性疾患では疾病そのものに焦点が当たり、短期間の付き合いで、医師も自分の素顔を見せることもない。しかし慢性疾患、或いは難病で、長期の付き合いになると、両者の相性や人間性やらで付き合い方が悩

ましくなる。

　生命科学者である柳澤桂子は1938年の東京生まれである。彼女には32歳からめまい、吐き気、腹痛の症状が現れた。しかし「検査値に異常が見られなかった」ことから、原因は「心因性」とされた。そのため精神科や心療内科を受診したが、こちらでは「心の問題ではない」と診断された。結局よく分からない「病気」とともに30年間近くを過ごした。その間には職を失い、子どもを残しては何度も入退院を繰り返し、肉体の苦しみと精神的な苦悩を長い間味わい続けたのである。

　そんな柳澤が会得した医療者（医師）に対する想いは「医師はその人の人格以上の医療はできないものである」ということであった。医師の医学的な知識や技術的なことではなく、人格を問題にしたのである。柳澤は医学的な知識や技術的な壁を打ち破れるのは医師の人格であって、柳澤が苦しむ疾病に「こだわり続けた医師」、或いは柳澤の疾病から「学ぼうとした医師」は少なかったと言いたいように思う。「医療者とどう付き合うか」と柳澤に問えば、彼女は「医師はその人の人格以上の医療はできない」のだから、患者は諦めなければならない場合があると言うだろう。

　柳澤の言葉は明らかに患者から医療者に向けられたものであるが、この言葉は逆に医療者から患者に向けられたならば、「患者はその人の人格以上の医療は受けられないものである」とも言い換えることができる。この言葉の「人格」を、「国の国力」と置き換えても、また「経済力」と置き換えても極めて説得力のある言葉になる。

　「国の国力」と置き換えた場合の体験を記してみよう。私が所属していた新潟大学医学部検査診断学教室にスリランカから女性医師の留学生が来た。私は自己紹介で血液透析を受けていると伝えると、彼女は「貴方は幸せだ。私の国では慢性腎不全患者は透析を受けることはできない」。「透析を受けられるのは毒蛇に噛まれた患者だけだ」と言ったのである。慢性腎不全患者に対する透析は、患者が亡くなるまで続けねばならないが、毒蛇に噛まれた患者であれば、急性症状が改善すれば透析から離脱できるのである。これは

1990年頃のスリランカの国力に伴う透析医療の現状を語ったのだが、何もスリランカに限らず、日本も1970年代始めまでは同じであった。

さて「患者はその人の人格以上の医療は受けられないものである」の話に戻そう。患者の人格とは、どのような場面で問題になるのであろうか。それは自分の病気が命に関わるような場合であろう。自分が受けている治療法と自分の体の調子・反応から「これで良いのか」との「心配・不安」が生じた時である。「心配・不安」の次の段階は「不満」である。このような時に、患者が医療者に「心配・不安」「不満」を話せたならば、そして医療者がそれを受け止め得たならば、両者はともに相当な人格者と言えるように思う。そして両者は信頼関係を深め、患者は病気に立ち向かう勇気を得ることだろう。

信頼関係が未構築の状況で、患者の「心配・不安」「不満」をどのように医療者に伝えるか、それが患者には難しい。私の体験では目の前で医師に不満をぶつけた患者がいた。その患者は小さな子どもを持つ心臓疾患で入院してきた30歳代の男性であった。彼は数ヶ月間入院していても、一向に症状が改善しないことに不満を漏らしていた。ある日、若い医師の回診時に、その不満をぶつけたようであった。患者と医師との間での、聞き取れない会話の後、突然「診療拒否ですね」「診療拒否ですね」と繰り返して確認する医師の大きな声が病室に響いた。そして患者は即刻退院させられた。彼は「診療拒否」ではなく、「心配・不安」「不満」を話したかったのであろうが、その話し方と相手の受け取り方との結果で退院させられたのである。今から思うと患者、或いは医師のどちらかでも人格者であれば、即刻の退院は避けられたであろうと思われる。

患者の人格とは、患者である自分が決めなければならないことと、医療者に決めてもらわなければならないことの区別が付けられることではないだろうか。言葉を変えれば、患者は「自己責任の範疇を知る」こととも言える。

患者と医療者の信頼関係と自己責任を考えさせるものにインフォームド・コンセント（説明と同意）がある。本来のインフォームド・コンセントは医

療者側が患者の人格（人権）を尊重し、患者に必要な医療情報を伝えて、患者にも医療判断をしてもらう方法である。しかし両者の信頼関係が未構築で、さらに患者が自己責任の範疇を心得ていなければ、インフォームド・コンセントは

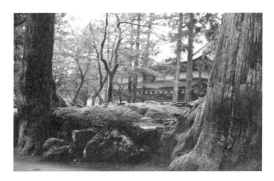

苔むす古寺（2015年春撮影）

本来の趣旨とは程遠いものになる。医師がこれから始める治療のメリットとデメリットを患者に告げて、「伝えた」という証拠を得ることで、あとの治療結果は全て患者の責任になるという、医師が法的な責任を免れるための「証拠サイン」になるのである。一方両者に信頼関係があり、患者が自己責任の範疇を心得てインフォームド・コンセントに臨んだならば、「医師も人間であり、万全を期しても人間のやることには常に間違いは起こる。間違いでなくても思い通りの結果にならないことが一定の確率で必ず起こる」それを承知したうえでの「了解サイン」になる。

　患者は医療者とどう付き合うか。付き合い方は両者のキャッチボールの在り方にあると思う。患者と医療者は、いわば医療と言う名のボールを使ったキャッチボールである。父親が息子に投げるボールは、息子が捕球しやすいコースを優しい眼差しで投げるのである。医療者が患者へ投げる場合も、患者が医療者に投げ返す場合も、互いの相手の状況を見て、捕球しやすいようにボールを投げることができればと思う。

6.2　妻靖子

　靖子は透析患者である私の妻である。新潟大学教育学部の同級生で、私達が25歳の時に、大学時代の恩師である宮本弘先生の媒酌で結婚した。私が透

析に入る6年前であった。同級生であった私が病気で2年留年したので、妻は既に卒業して小学校の教師をしていた。結婚生活は6畳一間のアパート住まいから始まり、私は大学院生で研究に没頭していた時代であった。

　私が透析の宣告を受け、その準備のための入院中に、妊娠6ヶ月の妻が上の子ども2人を連れて病室を何度か訪れた。その病院からの帰り、急に妻の下腹がはり、流産しそうになった。タクシーを途中下車し、知り合いの若月さん宅に転がり込み、じっと座ったままの安静姿勢で事なきを得たことがあった。その間は若月さんから子ども達の食事や入浴の面倒を見てもらっていたという。透析開始が妻の出産と重ならないよう関係者の配慮もあって、3人目の子どもを無事に出産することができた。3人目の子どもの名前は「自らの力で歩む」の意を込めて「亜由美」と名付けた。

　その後は子育てと塾の仕事、私の昼の弁当と透析日の夜の弁当作りなどで、妻には忙しい日常が続いた。その忙しさと夫である私が死亡した後の経済的な先行き不安が重なり、それらが妻のうつ発症の原因になった。本人の申告では、透析宣告からの15年間程で、うつ症状は3回と言うが、朝起きられず、食べられずの軽い症状は年に何度かあったと思う。始めのうつ症状は胸痛からであった。心疾患が疑われて内科医の室岡寛先生の診察を受けた。24時間ポータブル心電計を装着する検査であった。室岡先生は私が所属していた検査診断学教室の講師であった。妻は室岡先生から「心臓には異常がない」との診察結果と、「考えられる原因は御主人の心配と思うが、奥さんが1週間や10日サボっても杉田先生はそう簡単には死にませんよ」とのコメントを頂いた。この先生の一声で妻の心がスーと楽になったと言う。

　次のうつ症状は教科書通りであった。原因は塾の仕事の難しさから自分に自信がなくなり、「先行き不安」が大きくなったことによると考えられた。その時は精神科を2人で受診し、薬が処方されたが、それを飲むと昼間に眠くなり、何も出来なくなった。症状が少し改善されたように感じた所で服薬を止めた。

　その後も「先行き不安」は解消されることはなかったので、時々精神的に

追い込まれることはあった。しかし「うつ症状」の体験が学習され、さらに徐々に子ども達が成長したこともあって、日常生活に支障をきたすような重いうつ症状は見られなくなった。

うつ症状がでた最初の頃を思い出しては、「室岡先生のあの一言が…」と語り草になった。私達が診察を受けてからまもなく、室岡先生は大学を退職され、県立病院の院長になられた。折りがあって院長室を2人で訪問した時に、妻が「簡単には死にませんよ」の話をすると、「そんなことを言いましたか」とのこと。覚えてはおられないようであった。

私の透析が始まってから家族の生活が変わった。家族そろって夕食を摂ることが減ったことから、妻は朝食時を大事にするようになり、家族の大事な話は朝食の時になった。そのために朝のテレビ番組は一切見ないことになった。

透析開始で子育てに取り組む姿勢も変わった。妻は塾の仕事を始め、私は日曜日も出勤することが多くなり、私達には子どもを見守る余裕がなくなった。そのような時に「親子劇場」という観劇が主目的ではあるが、みんなで助け合いながら子育てに取り組む団体に参加したのである。「親子劇場」のメンバーは、親と子どもが中心であったが、新潟大学の学生も大勢いて、我が家の子ども達はその劇場メンバーと触れ合い、見守られながら成長した。

妻は私の透析食を作ることから、子ども達の腎臓に負担を掛けない食事作りにも心がけるようになった。当時は有吉佐和子が「複合汚染」を発表し反響を呼んだ頃で、食品を汚染する有害物質が問題になっていた。新潟市でも「安全な食品」を求めるグループがあり、妻はそこに参加し無農薬野菜や無添加の安全な食品を購入するようになった。

食品の確かな生産過程の確認と心ある生産者との連携は現在も続いている。妻のこの「食」に対するこだわりのお陰で、私が生きながらえたのかも知れなかった。これまでの栄養学は「不足する○○を摂りましょう」であったが、妻のそれは従来とは違った栄養学と考えるようになった。

私が看護短大・大学で化学と臨床生化学の教鞭をとることになったが、ある時期から化学講義の１コマを外来講師に依頼できるようになった。学生に活きた栄養学を知ってもらいたいと考えて、外来講師として妻を呼ぶことにした。気恥ずかしいことこの上なかったが、真の学問とは何かを考えてもらうために、あえて妻を選んだ。

　妻はダンボールいっぱいに我が家の食材を詰め込んで講義に臨んだ。保存料の酸化防止剤（ビタミンE）無添加の煮干し、無塩せきハム、無着色バター、鮮魚から取り出してすぐに塩漬けしたタラコ、有機栽培・無農薬の100％オレンジジュース、自家製のマーマレードやお茶…。講義は添加物を食べ合わせることの危険性、食品表示法の問題点、確かな食材の入手法などの話とともに、スーパー○○店のどこにどんな食材があるとの話に及んだ。この「食」に対する考え方と実際の食生活により、透析患者の夫が「20年以上生きている」との妻の自負が感じられる講義であった。

　無添加食品については、本物食品の色を一目見て、一口食べて、或いは飲んでみればそれで充分であった。学生達には「食べて飲める講義」は嬉しいようで、妻の講義は人気であった。しかし毎回学生とのやり取りで問題になったのは価格差であった。例えば同じ容量の食用油が500円と1,500円では、体に良いことが分かっていても、実際はつい安い油に手が伸びる…であった。この話になると、何を大事に生きるか、その人の生き方・人生観の問題であるとなって講義は終わった。

　上越市へ転居する前の４年間、妻は新潟市で民生委員を務めた。町内に筋ジストロフィー（筋ジス）のM君がいた。彼は施設ではなく、両親、妹と一緒に暮らしていた。ところが筋ジスの症状が進み、高額な呼吸器を装着しなければ在宅生活が難しい状況になった。当時は自宅で県の助成を受けて呼吸器装着ができるのはALS（筋委縮性側索硬化症）患者のみであった。筋ジス患者にも呼吸器助成が受けられるよう妻は民生委員として各方面に掛け合った。指針を与えてくれたのは、当時日本ALS協会新潟県支部事務局長であった若林佑子氏であった。若林氏と妻は高等学校の同級生であった。新潟市の

健康福祉課、県会議員、M君の主治医であった土屋医師らの協力と働きかけがあり、さらに市や県に本人・家族の陳情もあって、県条例は筋ジスも助成対象となる改定がなされた。M君は呼吸器装着ができ、吸引ボランティアの応援もあって在宅生活が続けられた。妻にはM君のように透析患者も在宅透析が行われる時が来るかもしれないという思いがあったように思う。

　その後私達は上越市に転居したが、何度か在宅生活中のM君を訪問した。ある訪問の折りに看護大の学生3人を連れて一緒に訪問することにした。学生達には難病を背負いながらも自己実現をめざして生きている青年の姿を見せておきたかった。M君の家は、彼が車椅子に乗ったまま、自動車から直接自宅の居間に入れるように改修も行われていた。その訪問時に昼食の自家製カレーを御馳走になった。特別に美味しいカレーで、私と学生の3人は遠慮もせずに「おかわり」をした。

　上越市に移り住み、子ども達の学費の仕送りが終わる頃から、妻はNHKの通信教育で社会福祉について学び始めた。それは私やM君のような医療依存度の高い者も「在宅生活が当たりまえに」というテーマを持ったことによる。そして保健所の難病ボランティア研修に参加した人達と、神経難病患者を支えるボランティア「青い鳥の会」を立ち上げた。神経難病患者とその家族の在宅生活を支える活動であった。その後「青い鳥の会」の活動を通して「患者移送」の必要性が明らかになり、患者とともに移送互助会「フェニックス」を立ち上げた。神経難病患者が在宅療養生活のQOL（生活の質）を向上させるためには、移送の補助システムが必須であった。そのために車椅子を搭載できるリフト付き軽自動車を自費購入して対応した。

　平成12年（2000年）からの介護保険制度の施行や2006年の道路交通法の一部改正により、難病患者を支えるボランティア活動の環境が変わった。また私の退職が近くなったこと、上越市の民生委員・児童委員を引き受けたこともあり、「青い鳥の会」の活動から、地域の主に高齢者を考慮した地域づくり活動に関わるようになった。妻のボランティア活動と民生委員・児童委員活動を支えたものは、透析患者の夫が長く福祉の恩恵を受けていることに対

して、少しでも何かを社会に返せばとの想いからであった。民生委員・児童委員は今年で7年目になる。私の週3回の夜間透析に妻は夕食弁当を届けてくれるが、その帰りはウォーキングを兼ねて、町内を回りながら自宅に戻るのが習慣になったようである。独り住まいの高齢者等の家に、いつものように電灯が灯っていることを確かめながら歩いているとのこと。担当は150世帯程であるが、近頃は地域の子ども達を含め、ほぼ高齢者全員の名前と顔が分かる程になった。人様の名前が覚えられない私は脱帽である。

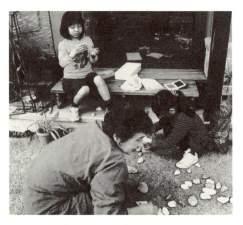

遊びに来た孫と自宅庭で遊ぶ妻

6.3　血液透析の初期時代

　昭和41年（1966年）の夏に、私は腎検査で新潟市内の総合病院から新潟大学医学部附属病院第二内科（以下第二内科）へ転院した。病室は10数名分程のベッドが入る大部屋であり、部屋の中央には洗面ができるように水道蛇口がいくつも設置され、それらが丸く配置されていた。多くが腎患者であった。途中から新病棟が完成して、そこへ移動した。移動は翌年の春であったように思う。新しい第二内科病棟には透析室ができていた。その透析室は6人部屋の病室程の大きさで、現在の透析室と比べれば、極めてこぢんまりしたものであった。その同じフロアに病室があったので、廊下を歩きながら時折透析室のなかを観ることができた。

　透析はセロファン膜を人手で張るキール型の透析器（p.21参照）であったと思う。資料によれば1966年からコイル型の透析器[1]と外シャント[2]によ

る透析が新潟で始まったとのことで、翌年からキール型になったと記載されている[3]。第二内科の新しい病棟は6人部屋で、同室の腎患者2名が間もなく透析に入った。1人は私より年配の男性で、4〜5歳の男の子どもがいて、奥さんが付き添っていた。もう1人は若い男性で新潟大の医学生、母親が付き添い、時折父親も顔を見

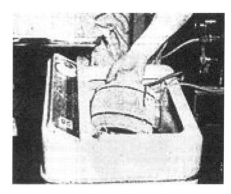

コイル型での初期の透析[1]

せていた。年配男性は透析が始まると間もなく逝き、次に医学生が透析に入ったが、やはり間もなく亡くなった。

　当時の透析事情については、京都地方腎臓病患者連絡協議会（京腎協）が開催した学習会に招かれた京都大学医学部附属病院人工腎臓部沢西謙治講師の報告が残されている。京大透析室では昭和35年〜40年（1960年から1965年）の期間は、11名の腎不全患者（腹膜灌流も併用）の人工腎治療を行ったが、その長期生存記録は40日で全員死亡した。次の昭和41年〜43年（1966年から1968年）は17名の透析患者の治療を行ったが、最長延命記録は170日で全員死亡したとのことであった[4]。

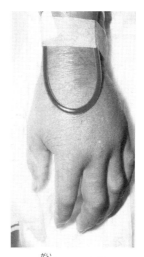

外シャント[2]

　血液透析は1943年オランダのコルフ（Kolff）医師が透析器を開発し、尿毒症患者の命を救ったことが最初と言われている[5]。その後1950年から3年間続いた朝鮮戦争の負傷兵に起きた急性腎不全の透析治療で救命に成功し、その有用性が世界に知れ渡ることになった。しかし当時の透析はその都度、皮膚を切開し動脈血管と静脈血管を露出して、血管にチューブ（カニューレ）

を挿入、糸固定と言う手順で行われた。この方法では同じ血管部位をくり返して使用できなかった。そのため亡くなるまで透析を続ける必要のある慢性腎不全患者には適応できなかったのである。その問題を解決したのが外シャントを発明したスクリブナー（Scribner、米国ワシントン大学）である。発明は1960年と言われる。それにより1962年頃から透析治療が慢性腎不全患者にまで拡大された。

外シャントの発明で慢性腎不全患者も透析が受けられるようになったことから、新たな問題が米国を始め、日本でも生じることになった。高額な医療費と限られた台数の透析機器により、透析の恩恵に浴す患者と、死にゆく患者が選択されたのである。スクリブナーらからは子どもと45歳以上の成人は透析対象から外すこと、また別に設置された米国ワシントン州の委員会からは、患者の扶養者数、収入、純資産、情緒的安定度、教育水準、仕事の性質と過去の業績と将来性が検討され、さらにワシントン州の住民であることが透析開始条件とされた。この命の選抜は6年程続いたと言われる。

我が国にも患者の選択基準は存在した。京大病院では、主治医は医学的データと患者、家族、知人、会社の人と何度も面接したデータを人工腎スタッフ会議に提出した。このスタッフ会議には内科医、泌尿器科医、看護師、技師が参加した。選択基準には医学的基準と社会経済的基準があった。年齢は50歳までが適応で、社会経済的基準は　①原則本人の医療費負担がゼロであること　②家族が治療に協力的であること　③勤務先の会社に患者を温かく迎えると言う誓約書を書いてもらうこと　④自宅、病院、会社がお互いに近いことであった[4]。

我が国では昭和42年（1967年）12月に血液透析に医療保険が適用されることになった。保険適用の前に行われた透析は、医療費の全額自己負担が可能な特別な資産家か、或いは研究的な医療であるため、大学の研究費で補われる学用患者のいずれかであった[6]。医療保険が適用された当時の透析患者数は全国で215名、1年生存率は50％に届かなかったと言われる[6]。1971年5月13日の衆議院社会労働委員会では、人工透析機器のほとんどが外国からの

輸入で1台500万円程で、年間1万人の腎不全患者の死亡数から、透析機器は3,500台から4,000台必要だが、実際はその十分の1程度の少数であるとの議事録が残されている[6]。当時は透析機器が極端に少なかったために、日本でも担当医は心を鬼にして、透析費用を払える人、食事制限が守れる人、社会貢献のできる人をと患者を選択せざるを得なかったようである。

　我が国では昭和36年（1961年）から皆保険制度となり、前述の通り昭和42年（1967年）12月から血液透析（人工透析）が保険適用になった。しかし医療保険にはさまざまな種類があり、保険本人と家族によって費用負担はさまざまであった。一方透析医療は先端医療で診療報酬点数が高く設定されていた。そのため10割給付の保険本人以外の患者が大変であった。当時の総務省統計では、1年間の平均世帯収入は1967年 97万6千円、1970年 139万4千円の時代に、自己負担のあった患者支払いは、週2回透析で年180万円〜240万円、最高額は264万円であった（全腎協報告：1976年）。同様の記録が他にも残されている。千葉大医学部小高通夫講師（人工透析研究会）の推定によれば、昭和46年（1971年）7月の人工透析患者は1,300人で、そのうち220人が医療費を自己負担していたが、1人当たり平均200万円支払っている計算になったという[4]。健康保険の本人で10割給付を受けていても、保険の有効期間は5年間で、職場に復帰できずに退職になると、健保手帳は返却せねばならず、返却から1年間の継続療養が認められたが、そのあとは国民健康保険（国保）になり、国保本人でも3割の負担になった[4]。

　この状況は血液透析（人工透析）が保険適用になってから、さらに更生医療が適用される昭和47年（1972年）10月まで約5年間続いた。この5年間の患者苦悩を伝える全腎協の記録によると、退職金の前借り、土地家屋の売却、借金、生活保護受給目的の離婚、外シャントをはずしての自殺などが全国に広がった。具体的には、「隣のベッドで兄貴のような人だった5割負担の秋田の26歳男性が、雑巾を敷きつめ、外シャントを引きちぎり、バケツに腕を突っ込んで死んでいた」、とか「1年間で私の知る限り20人以上が自殺した」、など当時を体験した透析患者の証言がある[6]。

これらの状況を背景に全国腎臓病患者連絡協議会が東京で昭和46年（1971年）6月6日に結成された。その翌年に更生医療が適用になり、腎臓機能障害が内部障害者に認定され、身体障害者手帳1級が交付されたのである。この更生医療が透析医療に与えた影響は大きく、「透析患者は金の切れ目、保険の切れ目が、命の切れ目」から脱却できたのである。更生医療適用時の医療費は所得により一部自己負担はあった。その負担額は所得税課税世帯年額4,800円以下は月額2,500円であり、順に高額になり同課税世帯年額120,001円〜156,000円が最高で、月額12,000円であった。

　私は昭和51年（1976年）3月からの透析であったので、更生医療が適用されていた環境であった。患者連絡協議会設立に関わられた諸先輩には深い感謝の意を表したい。また当時の医療・福祉に関わられた方々にも感謝である。

　私の身体状況は、新潟市内の病院勤務時代であった昭和49年（1974年）頃から血中の尿素窒素値が上昇し、1975年には赤血球数が減少して貧血が進んだ。次第に自覚症状も出るようになった。日曜日になると胃がムカつき、吐く事が多くなった。しかし吐いて横になって休むと元気になり、月曜日には出勤していた。職場からの帰りのバスの中で、偶然10年前の入院時にお世話になった第二内科の婦長さんにお逢いした。覚えてはおられないだろうと思いながら御挨拶すると、「覚えているわね」の返事。そのバスのなかで「検査してみなさい」と勧められ受診した。

　第二内科での最初の教授回診は10年前と変わらず木下康民教授であった。教授は私の顔を見るなり、白衣のポケットからカードの厚い束を取り出し、「確か…、確か…」と言いながら、めくって10年前の私の情報を取り出されたのである。これには驚かされた。

　それから間もなく私の左手に内シャントが造られ夫婦で食事指導を受け、信楽園病院の平澤由平先生が主治医で透析が始まった。しばらくして高橋幸雄先生に主治医が代わった。透析が始まって、エリスロポエチンが造血ホルモン薬として使用できるまでは多くの透析患者は貧血であった[7]。私の当時

のヘマトクリット値は14％程（男性の基準値39.6〜50.8％）であり、透析時の血液チューブの色が鮮紅色であった。そのような状況で新大検査部の仕事を続けていた。貧血であっても、それがゆっくり進行したためか、歩くことと、2階にあった職場までの階段を上ること、研究実験、会議、たまにしかなかった90分間講義等には不自由は感じなかった。しかし自分の研究室は自分で掃除をしなければならなかったので、木造床の雑巾がけが最もきつい作業であった。現在はエリスロポエチンのお陰でヘマトクリット値は33％前後である。

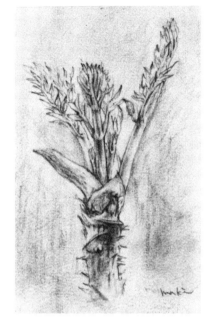

タラの芽

資料
1) 写真で見る今昔　http://www50.tok2.com/home/genkiyoho/hd2.htm
2) VAとグラフトの歴史　http://www.chugaiigaku.jp/upfile/browse/browse1233.pdf
3) 鈴木正司.「2016年が迫っている‥‥‥」日本透析医会雑誌　2013；28：223-4.
4) 前田こう一.『難病の海に虹の橋を　立ち上がる人工透析者・難病者たち』東京：労働経済社；1982．p.74-89.
5) 平澤由平監修, 信楽園病院腎センター編集.『透析生活マニュアル－血液透析．CAPD．腎移植』東京：日本メディカルセンター；1988．p.10.
6) 有吉玲子.『腎臓病と人工透析の現代史』東京：生活書院；2013．p.70-165.
7) 平澤由平監修, 甲田　豊著.『ナーシングコミック&テキスト　腎不全透析ガイド』東京：南江堂；1997．p.92-6.

6.4　ふりむけば40年

　初めて血液透析に入る日、信楽園病院の星野貢透析室看護長が更衣室の
ロッカーを割り当ててくれた。そこで言われた言葉は「鍵はかけないで下さ
い。そのまま入院とか、亡くなるとかになると困るのです」。緊張感が体を
走ったのを覚えている。

　新潟で慢性腎不全患者の透析が始まって10年目の昭和51年（1976年）の3
月23日に、私は信楽園病院で透析に入った。その時の最長透析生存者は10年
の方であった。その方は特別で、多くの透析患者が透析開始から数年で亡く
なっていた。梅干しの入った日の丸弁当を食べていた彼や、透析控室で一緒
にトマトを頬張った彼など、ほぼ私と同年代の若い透析仲間が先に逝った。

　新潟で平澤由平先生らが透析を開始されたのは昭和41年（1966年）であっ
た[1]。その頃私は新大病院に腎臓の検査で入院していた。入院中の腎患者に
とって透析の開始は、「まもなくの死」を意味していた。同室に東北出身の
新大医学部の学生がいたが、透析に入るとまもなく旅立った。彼は色白のま
じめな医学生で、医師の指示はしっかり守っていた。それにもかかわらず、
日に日に症状が悪化する苛立ちを担当医師にぶつけていた。担当の医師は
黙って聞いていた。

　日本で血液透析が始まった頃は、それに関わった医師・看護師の大勢が肝
炎を発症した。大きなダイアライザーを使用する透析であったので、多量の
残留血液は避けられず、患者血液に触れることもあった。また末期腎不全患
者のほとんどは貧血であったので、透析患者には輸血が必要であった。その
輸血用血液には肝炎ウィルスが紛れ込み、透析患者に感染した。その感染血
液を扱う透析治療によって医療者も感染した。ウィルス感染の危険性を承知
の上で、大勢の医師・看護師が透析に関わってくれたのである。

　透析患者の20％前後はC型肝炎ウィルスに感染していると言われる[2]。一
般的な供血者では1％程度と言われるので、明らかに透析患者に感染者は多
い。私もC型肝炎ウィルス抗体陽性である。何度も輸血を受けたことによる

感染か、或いは血液を扱う検査業務や研究での感染かは定かではない。肝炎ウィルスに感染する危険性は感染防止マニュアルの制定で[3]、今は減少していると考えられる。

透析が始まった時代の看護師の葛藤と苦労、当時の患者、患者家族、医師の様子を伝える一文がある。公的病院でも透析患者を受け入れていない早い段階で、京都で民間病院として透析を導入した京都南病院の細井恵美子総婦長の記録である。「場所がない、設備費が必要だ、看護婦不足で体制をとるのが難しい、労働強化になる」等の反対意見のなか、さらに院内に（人工腎の）経験者が1人もいない状況で、開設を踏み切らせたのは、子どもをお腹に宿し懸命に介護をする奥様の姿、「血液透析をすれば必ず救える」そう言って一歩も譲らない医師の姿勢、他病院にはどうしても移りたくないという患者さんの意志であったという。細井総婦長によれば、京都南病院では昭和44年（1969年）11月から透析を開始した。昭和46年（1971年）から夜間透析を開始したが、10時間、或いは12時間の夜間透析を行うには透析室は24時間運転の必要があった。当時の状況は、スタッフの健康が維持できたのが不思議な程であったと述べている[4]。

信楽園病院は当初から我が国の透析医療の重要な一翼を担っていた。そのためにダイアライザーの検討は日常的に行われ、新しいダイアライザーへの変更は度々であった。ダイアライザーが変わると、透析条件が変わるので予定通りの除水ができなく、患者には負担であった。当時のダイアライザーは品質に問題があって、漏血（ダイアライザーから血液が透析液に漏れ出るトラブル）も度々であった。1970年代は透析装置も不足で、1台の装置に2人の患者がつながった。1人の患者のダイアライザーを通ってきた透析液を、そのままもう1人の患者のダイアライザーに通すのである。そこで何号機の上流はAさんで下流はBさんと言われた。当時の私はまだ若くて元気だったためか、常に下流での透析であった。

全国腎臓病患者連絡協議会（全腎協）は1971年6月6日東京で、土砂降りの雨のなか、全国から250余名、24団体の代表が参加して結成されたと言う。

そこに信楽園腎友会の73名が名を連ねている。私が信楽園病院の腎友会に加入したのは1976年であった。当時の腎友会のいろいろな会には、透析医と看護師が必ず参加されていた。そこでの講演会や会議は常に緊張感があった。

腎友会加入時の私は31歳で、3人の子どもを抱えていた。透析が終わると穿刺した左腕が痛くて車のハンドルが

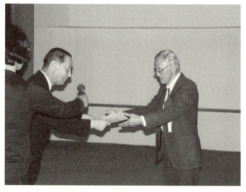

平成27年（2015年）7月5日
第44回新潟県腎臓病患者友の会定期総会（新潟市）で、馬場亨会長より40年長期透析会員表彰を受ける赤リボンを付けた筆者

握れず、右手1本でギヤーチェンジをしながら、片手運転で自宅に戻ったことも度々であった。当時は貧血とともに、全身に痒みがあった。特に下肢の痒みが強く、掻き易いこともあって、指の爪が血で真っ赤になっても掻き続けた。背中の痒みは孫の手を常時持ち歩き、透析中はそれで対応した。痒みで辛いのは、自分の手も、孫の手も届かない所の痒みで、そこは穿刺されていない右腕の痒みであった。左手が使えないために、顎の届くところは、わずかな顎髭でこすってみたり、敷き布団にこすってみたりしていた。透析仲間には痒くなると看護師を呼び、家庭用の亀の子タワシで背中を掻いて貰う者もいた。

その痒みがしっかり消えたのは新潟県立中央病院に転院し、そこで丸山雄一郎医師によるドイツ製のオンラインHDF透析装置による濾過透析が受けられるようになってからである。

透析を受け始めた当初は、40歳まで生きるのが悲願であった。それが達せられ、次は下の娘が大学に入学する49歳まで生きたいと願った。そして考えていなかった65歳の定年を迎えることができた。生かせてもらった。感謝である。今では3人の子ども達はそれぞれ結婚し、5年前から孫が6人になっ

た。盆と正月には全員が集まり、我が家は14名の合宿所になった。これは子ども達が無理を調整して実家に集まる習慣を、それぞれのパートナーに理解してもらっていることによる。

　今年（2015年）は集団的自衛権が論議された。私はこれまで以上に憲法9条の意味を考えさせられた。国際的な紛争を武力で解決すべく、私達の日本がその対応を始めたならば、軍事費は増加し、医療・福祉に回す財源は相対的に減少することは明らかである。私が40年間生きられたのも、日本が武力に頼らない国で、戦争をしない国であったことによると考えている。

　　振り向けば　血液透析　40年
　　　　　　今を生きるは　夢のまた夢

資料

1）鈴木正司.「2016年が迫っている・・・・・」日本透析医会雑誌 2013；28：223-4.

2）金子和弘，飯島敏彦，佐藤孝彦，その他.「慢性血液透析患者におけるC型肝炎ウィルスの感染状況－非輸血例での検討－」感染症学雑誌 1993；67：1140-1.

3）透析医会感染防止マニュアル「透析施設における標準的な透析操作と感染予防に関するガイドライン（四訂版）」http://www.touseki-ikai.or.jp/htm/07_manual/

4）前田こう一.『難病の海に虹の橋を　立ちあがる人工透析者・難病者たち』東京：労働経済社；1982.　p.66-71.

おわりに

　今から40年前の透析患者にとって、数年先は死の闇であった。現在も身近な死と闇は変わらないが、40年前とは様変わりである。自己コントロールができれば、透析患者は簡単に死ぬことはない。私の透析人生の第一義は「家族のために生き延びる」であった。それ故に周囲の大勢の方々に迷惑をかけ、義理を欠き、また助けられてもきた。何よりも透析治療の40年にかかった医療費は概算で2億円である。圧倒される金額である。自分はこの高額な医療費に見合う生き方ができたのか。これを考えると、ため息が出る。

　透析医療が進歩した現代の透析患者には「生き延びる」ことより、「生きる質」が問われる時代であるかも知れない。そうであればこそ、透析初期時代の患者の実際を、今を生きる透析患者とその家族、そしてこれからの透析患者や医療関係者に知ってもらいたいと願う。

　本文中のイラストは、中学校の美術教師をしている長女の真紀と、真紀の長男による作品である。私達夫婦の長男である和俊は放送会社に勤務、次女の亜由美は看護師で、それぞれのパートナーである孝夫、容子、研吾とともに本文の構成や事実確認などの作業を手伝ってくれた。ここに感謝の意を表する。

平成27年（2015年）11月

著者

著者履歴

杉田　収（すぎた　おさむ）

誕生年　　1944年（昭和19年）

学　歴　　1969年（昭和44年）　3 月　新潟大学教育学部中学校教育科 卒業
　　　　　1971年（昭和46年）　3 月　新潟大学大学院理学研究科 修了

職　歴　　1971年（昭和46年）　4 月　社会福祉法人聖心愛子会聖園病院検査室
　　　　　同　年　　　　　　　9 月　虎ノ門病院臨床化学検査部研修（6 ヶ月）
　　　　　1975年（昭和50年）　4 月　新潟大学助手医学部付属病院検査部
　　　　　1979年（昭和54年）　4 月　新潟大学講師医学部付属病院検査部
　　　　　1994年（平成 6 年）　4 月　新潟県立看護短期大学教授
　　　　　2002年（平成14年）　4 月　新潟県立看護大学教授
　　　　　2010年（平成22年）　3 月　同大学退職
　　　　　2014年（平成26年）　3 月　同大学特任教授辞職

病　歴　　1966年（昭和41年）　3 月　新潟大学教育学部中学校教育科 病気休学
　　　　　1967年（昭和42年）　9 月　同大学 復学
　　　　　1976年（昭和51年）　3 月　信楽園病院で血液透析開始
　　　　　1994年（平成 6 年）　4 月　信楽園病院から新潟県立中央病院へ転院
　　　　　2015年（平成27年）11月　新潟県立中央病院で血液透析継続中

資　格　　医学博士（新大医博：検査診断学）、理学修士（生化学）、教育学士（理科）

著　書　　『酵素の検査診断学』屋形　稔，杉田　収．東京：宇宙堂八木書店；1984．
　　　　　『化学　基礎からQOLを高める化学まで』杉田　収 編．東京：ヌーヴェルヒロ
　　　　　　カワ；2004．
　　　　　『異常値の出るメカニズム　第 5 版』河合　忠，屋形　稔，伊藤喜久 編，杉田
　　　　　　収　他執筆．東京：医学書院；2008．

（参考）
○1966年（昭和41年）新潟大学の平澤らが新潟で血液透析を開始
○1967年（昭和42年）血液透析（人工透析）に医療保険適用
○1972年（昭和47年）透析患者に更生医療適用（18歳未満育成医療適用）

ふりむけば40年 私の透析人生

2016年2月24日初版発行

編著者　杉田　　収

発行者　柳本　　和貴

発行所　㈱考古堂書店

　　　　〒951-8063　新潟市中央区古町通4番町563番地

　　　　☎025-229-4058　FAX025-224-8654

印刷所　㈱ウィザップ

　　　　〒950-0963　新潟市中央区南出来島2丁目1番地25

©2016. Osamu Sugita, Printed in Japan